これからの病院経営を担う人材
医療経営士テキスト

医工連携

最新動向と将来展望

上 級

田中紘一 編著

4

日本医療企画

『医療経営士テキストシリーズ』刊行に当たって

「医療経営士」が今、なぜ必要か？

　マネジメントとは一般に「個人が単独では成し得ない結果を達成するために他人の活動を調整する行動」であると定義される。病院にマネジメントがないということは、「コンサートマスターのいないオーケストラ」、「参謀のいない軍隊」のようなものである。
　わが国の医療機関は、収入の大半を保険診療で得ているため、経営層はどうしても「診療報酬をいかに算定するか」「制度改革の行方はどうなるのか」という面に関心が向いてしまうのは仕方ない。しかし現在、わが国の医療機関に求められているのは「医療の質の向上と効率化の同時達成」だ。この二律相反するテーマを解決するには、医療と経営の質の両面を理解した上で病院全体をマネジメントしていくことが求められる。
　医療経営の分野においては近年、医療マーケティングやバランスト・スコアカード、リエンジニアリング、ペイ・フォー・パフォーマンスといった経営手法が脚光を浴びてきたが、実際の現場に根づいているかといえば、必ずしもそうではない。その大きな原因は、医療経営に携わる職員がマネジメントの基礎となる知識を持ち合わせていないことだ。
　病院マネジメントは、実践科学である。しかし、その理論や手法に関する学問体系の整備は遅れていたため、病院関係者が実践に則した形で学ぶことができる環境がほとんどなかったのも事実である。
　そこで、こうした病院マネジメントを実践的かつ体系的に学べるテキストブックとして期待されるのが、本『医療経営士テキストシリーズ』である。目指すは、病院経営に必要な知識を持ち、病院全体をマネジメントしていける「人財」の養成だ。
　なお、本シリーズの特徴は、初級・中級・上級の3級編になっていること。初級編では、初学者に不可欠な医療制度や行政の仕組みから倫理まで一定の基礎を学ぶことができる。また、中級編では、医療マーケティングや経営戦略、組織改革、財務・会計、物品管理、医療IT、チーム力、リーダーシップなど、「ヒト・モノ・カネ・情報」の側面からマネジメントに必要な知識が整理できる。そして上級編では、各種マネジメントツールの活用から保険外事業まで病院トップや経営参謀を務めるスタッフに必須となる事案を網羅している。段階を踏みながら、必要な知識を体系的に学べるように構成されている点がポイントだ。

テキストの編著は病院経営の第一線で活躍している精鋭の方々である。そのため、内容はすべて実践に資するものになっている。病院マネジメントを体系的にマスターしていくために、初級編から入り、ステップアップしていただきたい。

　病院マネジメントは知見が蓄積されていくにつれ、日々進歩していく科学であるため、テキストブックを利用した独学だけではすべてをフォローできない面もあるだろう。そのためテキストブックは改訂やラインアップを増やすなど、日々進化させていく予定だ。また、執筆者と履修者が集まって、双方向のコミュニケーションを行える検討会や研究会といった「場」を設置していくことも視野に入れている。

　本シリーズが病院事務職はもとより、ミドルマネジャー、トップマネジャーの方々に使っていただき、そこで得た知見を現場で実践していただければ幸いである。そうすることで一人でも多くの病院経営を担う「人財」が育ち、その結果、医療機関の経営の質、日本の医療全体の質が高まることを切に願っている。

『医療経営士テキストシリーズ』総監修
川渕　孝一

はじめに

「医療機器の審査システムの整備が遅れている。治験に時間とお金がかかりすぎる」
　これは、医療機器の開発に関わる誰もが感じている問題点だ。しかし、その言葉を口にした医療機器メーカーの方が続けて「医師の開発意欲が低い。だからわが国の医療機器関連企業は海外に出ていくのです」と言われたのは、医師である私にとって少なからずショックだった。
　その一方で、「臨床の現場力を活用し、また臨床のなかに医療機器開発の人間が入り込めるシステム、すなわち医工連携のシステムをつくっていただきたい。そうすれば我々の技術者は現場を見てもっと良い機器をつくれます」という指摘をいただいた。

　現在の医療は、機器開発の進展と密接に関係しながら発展してきたと言っても過言ではない。
　1960年代に、わが国で超音波診断機器が開発された当初、その装置の機能や性能を見て、正直なところ私はあまり役に立たないと思った。しかし、その後、改良や新たなイノベーションの積み重ねによって優れた超音波診断機器が生まれ、普及していった。内視鏡による胆嚢摘出手術も、開腹による手術に取って代わることはないだろうと思っていたのだが、今や開腹手術で胆摘ができる外科医のほうが少ない。内視鏡による手術はさらに進歩し、大腸、胃など様々な臓器の手術に使われるようになった。
　医療機器の進歩によって医療のあり方も変化してきた。1975（昭和50）年頃より小児外科で中心静脈栄養が導入された後、カテーテル、点滴の速度を調節するインフュージョンポンプ、輸液管理システムなどが誕生し、医療の現場は大きく変わった。

　また、分子生物学の著しい進歩が機器・装置によるイノベーションにはあまり影響しないのではないかという見方もある。しかし、分子生物学の知見を生かして、たとえば抗体に蛍光色素をつけて細胞内に入れ、がんの部位を光らせるといった技術を考えた時、そこには光を察知するセンサーが必要だ。さらに、0.1mm単位のがんを光らせる技術が生まれれば、その0.1mm単位のがんを除く医療機器が必要となる。最先端ではこのような研究も進んでいて、実現間近だ。
　いつの時代においても医療現場と機器開発の関係は切り離せないのである。
　少子高齢化が加速し、今後ますます高齢者人口が増えるわが国。3人に1人はがんになると言われているのだから、その診断機器や治療機器の開発は重要な課題だ。人に優しい

低侵襲手術機器の開発も待望されている。

　日本には優れた技術を持つものづくり企業がたくさんある。医療機器開発を行うには、こうした企業と我々、医師・医療従事者が協力し、知恵を出し合うことが大切である。そこで必要となるのが「医工連携」だが、冒頭の医療機器メーカーの方の言葉どおり、わが国では医工連携がうまく機能しているとは言えない。

　しかし、幸いなことに、近年、このような現状を打破して医工連携を機能させるための取り組みが、急ピッチで進められている。私も現在、再生医療を中心とした研究機関、企業が集積する神戸に、高度専門病院と融合した医療機器の開発センターをつくるプロジェクトを進めている。産業界、そして行政の力も借りながら様々な課題、障害をクリアして、私が理想とする医工連携を実現させようというものだ。

　現在、このテキストを手にされている方が実際に医工連携に関わる機会はまだまだ非常に少ないと思われるが、遠くない将来、現在の取り組みが功を奏し医工連携が活発化した時には、その連携の輪のなかに身を置くことになる可能性は大いにありうる。そうあって欲しいというのが私の願いであり、現在、神戸で進めているプロジェクトの目標でもある。
　その時が来たら、本テキストで学んだことを思い出し、ぜひとも積極的、実践的に医工連携に参画していただきたい。

田中　紘一

目次 contents

『医療経営士テキストシリーズ』刊行に当たって …………………………… ii
はじめに ……………………………………………………………………………… iv

第1章 わが国の医工連携の現状と課題

1 医工連携とは何か ……………………………………………………………… 2
2 日本の医工連携の現状 ………………………………………………………… 5
3 日本の医工連携が抱える課題(1)認可制度 ………………………………… 9
4 日本の医工連携が抱える課題(2)埋もれているニーズ ………………… 13
5 日本の医工連携が抱える課題(3)繋がらない開発フェイズ …………… 16

第2章 医工連携先進国の取り組み

1 米国の場合(1)産業クラスター …………………………………………… 20
2 米国の場合(2)医療機器開発を支える制度 ……………………………… 22
3 米国の場合(3)部材メーカーをPL訴訟から免責する法整備 ………… 24
4 欧州、そしてアジアでも成果を上げる医療機器産業振興政策 ………… 26

第3章 問題解決へのアプローチ

1 審査承認の迅速化、医療産業のグローバル化へ向けた政府の動き …… 32
2 統合的迅速臨床研究の推進 ………………………………………………… 39
3 医工連携を担う人材の育成 ………………………………………………… 42
4 クラスターの形成 …………………………………………………………… 44

第 4 章 医工連携をどう進めるか
～神戸医療産業都市の試みから～

- **1** 先駆的取り組みとしての
  神戸国際フロンティアメディカルセンター構想 …………… 48
- **2** 神戸国際医療交流財団 ……………………………………… 54
- **3** 神戸国際フロンティアメディカルセンター病院（KIFMEC）…… 61
- **4** 国際医療開発センター ……………………………………… 64
- **5** オープンプラットフォームの実現 ………………………… 68
- **6** 国際医療交流 ………………………………………………… 70
- **7** 人材の確保と育成 …………………………………………… 72
- **8** 資金調達と情報の収集・分析・発信 ……………………… 75
- **9** 神戸国際フロンティアメディカルセンター構想の将来像 …… 77

おわりに～医工連携のあるべき未来～ …………………………… 80

第1章
わが国の医工連携の現状と課題

1 医工連携とは何か
2 日本の医工連携の現状
3 日本の医工連携が抱える課題（1）認可制度
4 日本の医工連携が抱える課題（2）埋もれているニーズ
5 日本の医工連携が抱える課題（3）繋がらない開発フェイズ

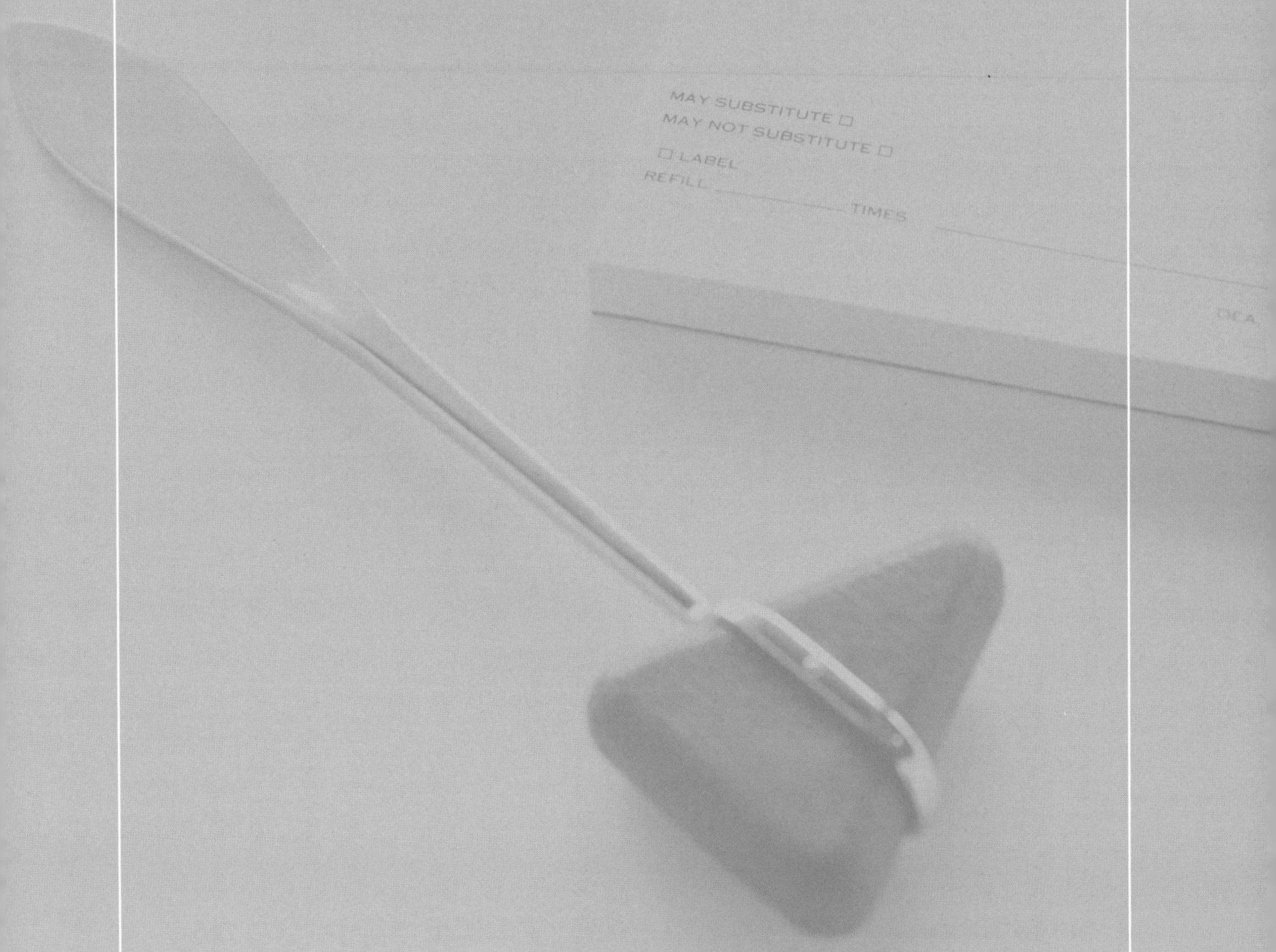

1 医工連携とは何か

1 「イノベーションの舞台としての病院」が持つ可能性

　近年、イノベーション（innovation）という言葉を頻繁に耳にするようになった。新機軸、革新という意味の単語で、技術革新と同義で使われることが多いが、より広く、経済の発展をもたらすような新しい製品や生産方式、組織などの創出まで含む言葉である。

　医療現場では先端の医療技術、医薬品、医療機器などが用いられており、これらはイノベーションの結果、生み出されたものだ。

　本テキストの読者の多くが病院に勤務していると思われるが、「イノベーションの舞台としての病院」をイメージされたことがあるだろうか。

　新しい医療技術・医薬品・医療機器は大学や研究機関、医薬品や医療機器のメーカーで生み出されるもので、最終の治験段階で協力することはあっても、一般の病院から新しい価値が生み出されることはきわめて少ないのが現状だ。昨今の病院経営の難しさを考えると、臨床の現場に、そんなことを考えている余裕はないというのが正直なところかもしれない。

　私は、この現状を変えなければならないと考えている。

　新しい医療は、本来、医療現場から生み出されるべきものだ。医療技術などにとどまらず、病院経営や患者の満足度の向上などもイノベーションの対象である。そして医療現場からのイノベーションが日本の医療をよりよいものにし、国民の健康と福祉の向上に貢献するだけでなく、産業の振興に寄与し、さらには海外にイノベーションの成果を発信、技術移転するべきなのだ。

　本テキストのテーマである医工連携とは文字どおり「医」と「工」が連携すること——それは、医療に新たなイノベーションをもたらすための仕組みであり道具である。これから論じる内容の多くは、大学や研究機関、メーカーに関わる事柄であり、大学病院ならばともかく一般の病院とはあまり関係がないと感じられる向きもあると思うが、医療機関が抱えている様々な課題の解決のヒントになる可能性も大いにあると私は考えている。

(1) 再生医療、ライフサイエンス……医と工の連携で何ができるのか

　医療技術はその長い歴史において、主に医学（生物学）、薬学（化学）の領域で発展して

きた。手術などに使われる医療器具には金属加工などの工業技術が古くから活かされていたが、電子機器が医療の現場で活躍するようになったのは20世紀に入ってからだ。画像診断や人工透析などの装置、心臓ペースメーカーなどの埋め込み型の機器、内視鏡による検査や手術などが当たり前に行われるようになり、工学や製造業の技術が医療を大きく変えていることは、誰しも実感しておられることだろう。今後さらに優れた検査診断機器、治療機器、さらには人工心臓や人工関節などが創出され、普及していくことは間違いない。

医工連携の工とは、機械や電気の技術だけではない。たとえば情報技術（IT）。画像診断装置が現在のような性能を発揮できるのは、コンピュータの処理速度の飛躍的な向上によって膨大な情報を処理できるようになったからだ。解析が終了したヒトゲノムの情報を生かしたゲノム創薬や、個人の遺伝的特質を元にしたテーラーメイド医療の発展が期待されているが、この分野もITの恩恵なくしては語ることができない。

再生医療についても、バイオ（生物学）領域の技術と思われがちだが、ES細胞（embryonic stem cell：胚性幹細胞）やiPS細胞（induced pluripotent stem cell：人工多能性幹細胞）を用いて臓器を形成するために製造業で培われた技術が活かされたり、再生の土台となる素材にも、任意の機能や品質を持つ繊維や樹脂を製造する技術が欠かせない。

さらには、臨床医学を含めたライフサイエンスの世界に、定量性・再現性を重んじる工学的アプローチを導入することで、これまでにない発見や患者や医療従事者のニーズの発掘が実現することも期待される。

医工連携というと、「医」のニーズに対して、「工」が技術を提供するというイメージが強く、確かにこれまでの医工連携の取り組みはそういう側面が強くあったが、現在、そしてこれから必要とされる医工連携は、医と工が融合して互いの知見を高めながらともに発展していくものであり、医療の世界に新境地・イノベーションをもたらす非常に重要な取り組みなのだ。

(2) 医療産業振興を急ぐべき理由

医工連携の重要性が言われているのは、医療の進歩のためだけではない。

産業政策としても医療産業の振興は喫緊の課題となっている。医療産業には非常に大きな将来性があるにも関わらず、日本の医療産業、特に医療機器産業は欧米の後塵を拝しているという面があるからだ。

日本の医療産業を巡る問題やその解決策については別項に詳しく述べるので、ここでは医療産業が日本の将来にとって重要な意味を持つ理由を示しておきたい。

日本は人類史上、類を見ない未曾有の超高齢社会を迎えつつある。それは、保健衛生と医療の向上による成果でもあるが、労働人口が現在に比べて減少し（税収の低下）、医療や介護の必要な高齢者の割合が増加する（社会保障費用の増大）状況下で、社会保障を維持していくためには、日本が国際競争力を発揮できる産業を創出・育成することが不可欠

だ。

　現在、日本が強い競争力を持つ産業として自動車や家電、電池などが挙げられるが、韓国、中国などの追い上げと、日本における生産コストの高さによる製造業の空洞化により、これらの産業が今後も日本の経済を牽引し続けることができるかは疑問である。

　医療に使われる機器、装置、そして薬品は特に高い技術が求められる付加価値の高い製品群である。日本の製造業が持つ高い技術を活かすのにふさわしい分野だ。現在、高度な医療機器や高価な薬品、治療法を使う国は限られているが、中国やインドなどの新興国の経済成長が進み、生活水準が向上すれば必ず先進医療が求められるようになる。日本の何十倍もの巨大市場が生まれる可能性もあるのだ。

　長寿の国として知られ、食習慣や保健衛生がWHO（世界保健機関）や海外から高く評価されている日本が、新しい医薬品や医療機器を世界へと発信し、さらにそれによって高齢社会・超高齢社会を幸せに迎え、乗り越えることができれば、日本の薬品、医療機器をはじめとする医療・健康に関する様々なコンテンツを輸出産業として確立することができるだろう。世界の富裕層が日本に移住するようにまでなれば、税収の増加といったことも期待できる。

　医工連携は、そんな医療産業を大きく発展させるアクセルとして期待されている。逆に言えば、現在、日本の医療産業の発展を阻害している様々な課題を早急に解決し、先行する欧米に互する競争力をつけなければ、これから誕生する巨大市場をみすみす逃すことになるのだ。

2 日本の医工連携の現状

1 なぜ高い技術力が競争力に結びつかないのか

(1) 市場規模は世界の1割を占めるも、治療機器は輸入超過

　医工連携の成果として最も典型的なのは医療機器だ。医療機器の市場は世界全体で25兆円。日本市場は全体の約1割の2兆円から2.5兆円で推移している(図1-2-1、図1-2-2)。

　医療機器における日本の国際競争力を見ると、輸入が輸出を上回る「輸入超過」の状態が続いている(図1-2-3)。この状況が、日本の医工連携が欧米に比べてかなり遅れていることを如実に物語っている。

　さらに、医療機器を治療系と診断系にわけて貿易収支の内訳を見ると、治療系機器では輸入が多く、診断系機器では輸出が多くなっている(図1-2-4)。

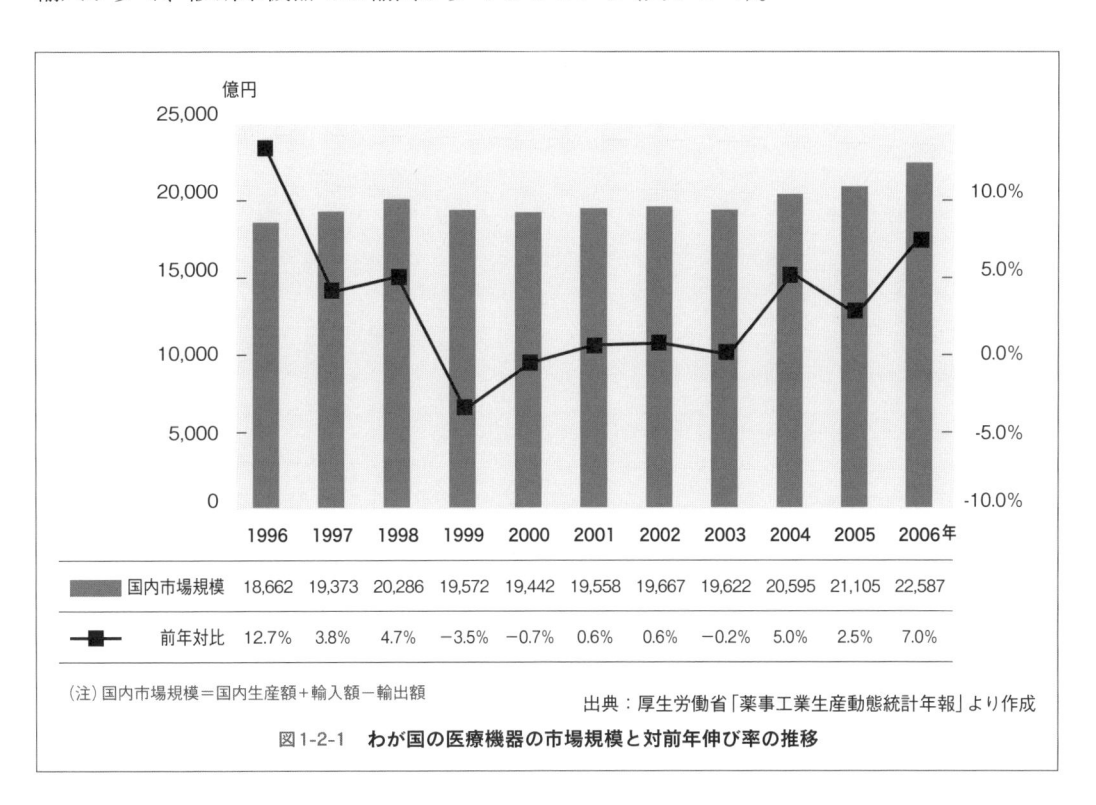

年	1996	1997	1998	1999	2000	2001	2002	2003	2004	2005	2006
国内市場規模	18,662	19,373	20,286	19,572	19,442	19,558	19,667	19,622	20,595	21,105	22,587
前年対比	12.7%	3.8%	4.7%	−3.5%	−0.7%	0.6%	0.6%	−0.2%	5.0%	2.5%	7.0%

(注)国内市場規模＝国内生産額＋輸入額−輸出額

出典：厚生労働省「薬事工業生産動態統計年報」より作成

図1-2-1　わが国の医療機器の市場規模と対前年伸び率の推移

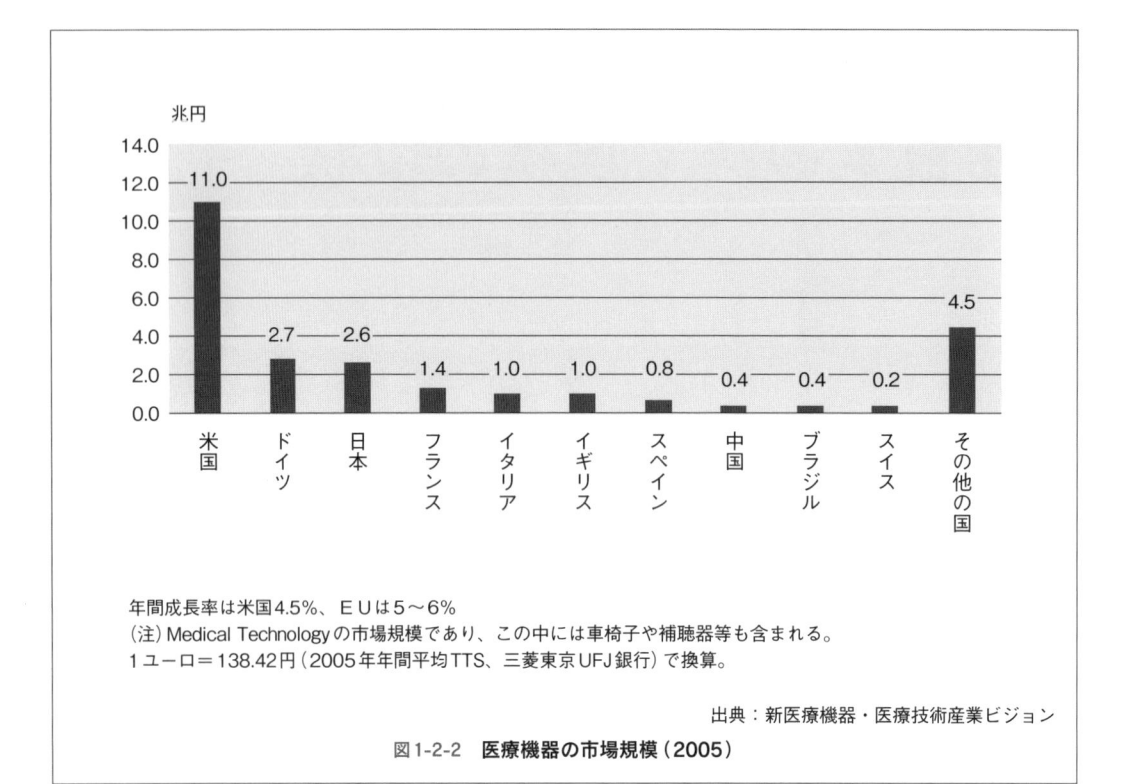

第1章 わが国の医工連携の現状と課題

年間成長率は米国4.5%、ＥＵは5〜6%
(注)Medical Technologyの市場規模であり、この中には車椅子や補聴器等も含まれる。
1ユーロ＝138.42円（2005年年間平均TTS、三菱東京UFJ銀行）で換算。

出典：新医療機器・医療技術産業ビジョン

図1-2-2　医療機器の市場規模（2005）

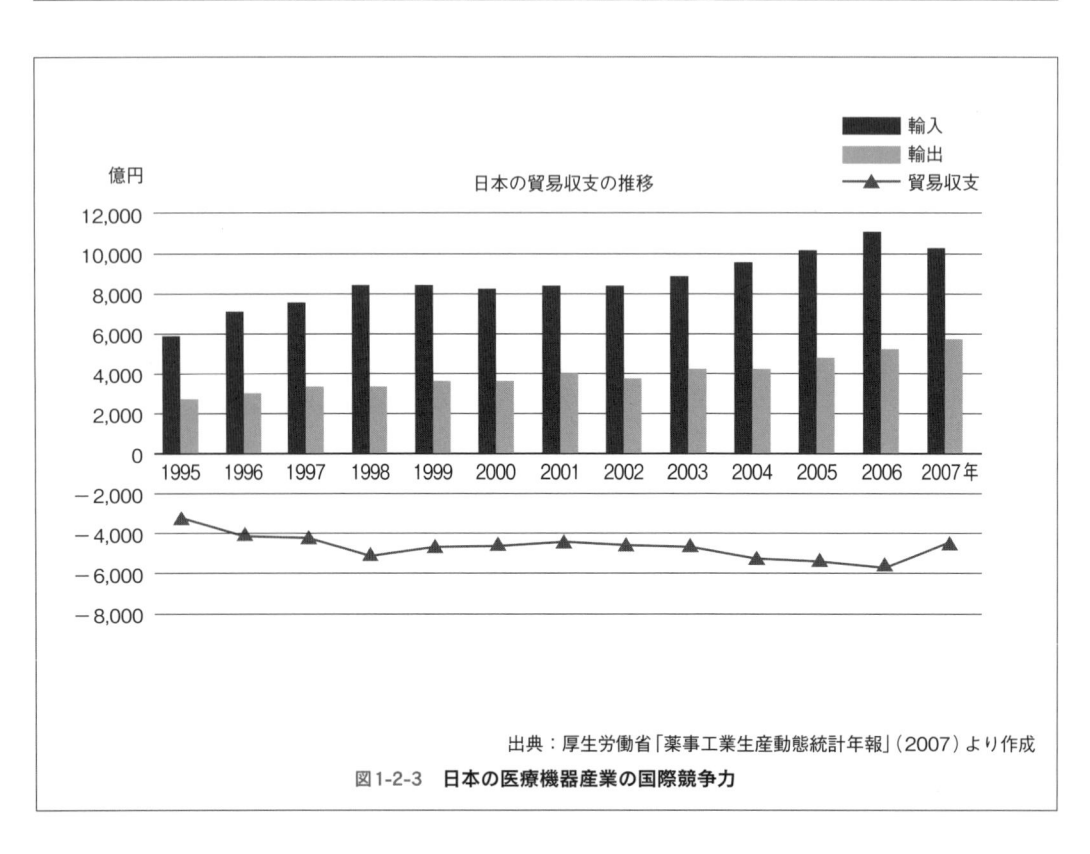

出典：厚生労働省「薬事工業生産動態統計年報」（2007）より作成

図1-2-3　日本の医療機器産業の国際競争力

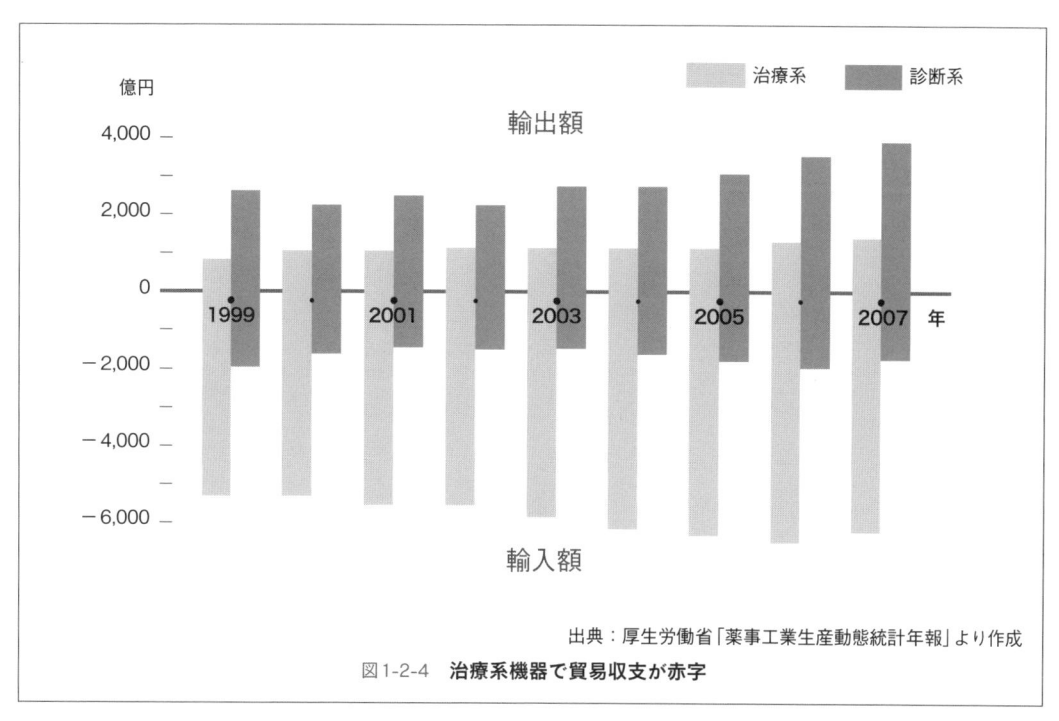

図1-2-4 治療系機器で貿易収支が赤字
出典:厚生労働省「薬事工業生産動態統計年報」より作成

　診断系機器は患者に対して非侵襲で使われる場合が多いが、治療系機器は侵襲性があり命に関わる問題が生じる可能性がある。このリスクを嫌う企業が多いことが、日本製の治療機器が少なく輸入に頼る状態になる要因の1つと言われている。PL法(製造物責任法)の施行後、企業は以前に増して医療機器開発を敬遠するようになったという印象が強い。

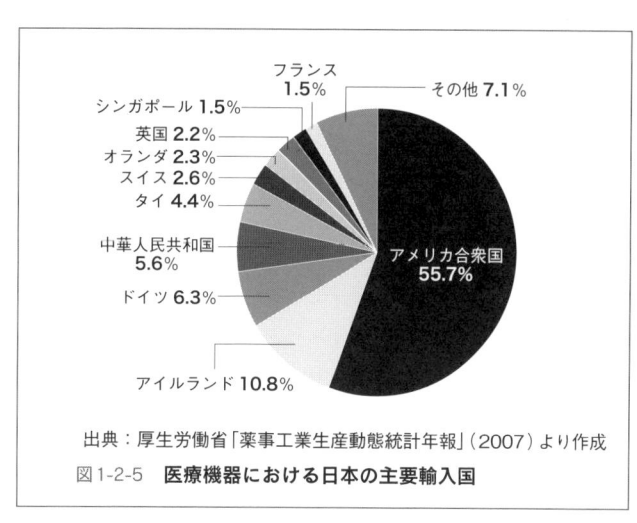

図1-2-5 医療機器における日本の主要輸入国
出典:厚生労働省「薬事工業生産動態統計年報」(2007)より作成

アメリカ合衆国 55.7%
アイルランド 10.8%
ドイツ 6.3%
中華人民共和国 5.6%
タイ 4.4%
スイス 2.6%
オランダ 2.3%
英国 2.2%
シンガポール 1.5%
フランス 1.5%
その他 7.1%

　輸入元としては米国が半数以上を占めている。アイルランド、ドイツなどの欧州製も多く、さらに中国、タイなどのアジア諸国からの輸入もある(図1-2-5)。

　ご承知のとおり、日本には世界に誇る優れた技術を持つメーカーがたくさん存在する。大企業はもちろん、小さな町工場が世界でその企業にしかつくれない特殊な部品を生産しているという例も枚挙にいとまがなく、日本に医療機器をつくる技術がないはずがない。それなのに、なぜ、医療機器に限って、日本の製造業は競争力を発揮できていないのだろうか。

(2) 医療機器開発は、ハイリスクでローリターンかノーリターン

　医療機器の現在の市場規模がまだそれほど大きくないことも企業の開発意欲を低下させている。医療機器の世界市場は25兆円、日本市場は2～2.5兆円程度だと述べたが、日本の自動車メーカーの売上げの合計は50兆円にのぼる。大きなリスクを冒して小さな市場に参入するのは、企業としては避けたいと考えるのも当然かもしれない。

　認可に時間がかかることも大きな問題である。研究開発に多大な投資を行っても、それをいつ製品として世に出せるか読めないのだ。認可を待っている間に海外メーカーが同様の製品を発売してしまうリスクもある。これでは、ハイリスクローリターンどころか、ハイリスクノーリターンだ。

　また医療機器の開発には、医療現場との密な連携が不可欠であり、まさに本テキストのテーマである医工連携が充分に機能していなければ、本当に使える機器、即ち、売れる装置を生み出すことができない。

　医療現場の側にも医工連携に費やす時間、人的余裕がないという実情がある。

　医工連携を円滑に進める仕組み、環境が整っていないため、医、工、双方のモチベーションが上がらず、その結果、医工が連携しにくい課題が未解決のまま残るという悪循環に陥っているのが、現在の日本の現状だ。

　しかし、既に述べたように、医療の発展のためにも日本経済の将来のためにも、医工連携を強力に推し進めていかなくてはならない。これから、日本における医工連携の個別の課題について、その解決策を論じていきたい。

3 日本の医工連携が抱える課題 (1)認可制度

1 　審査期間の長さ、審査体制の不備に問題がある認可のプロセス

(1) 医療機器の認可プロトコルの欠如

　日本において新薬開発の臨床試験から認可までのプロセスに多大なコストと時間がかかることは、よく知られている。このままでは日本の製薬メーカーの国際競争力を削ぐことになるという危機感から、近年は認可までの時間と労力を短縮する取り組みが進められている。もちろん、新薬を待つ患者への恩恵も大きい。

　ところで、医薬品は基本的に化学物質であり、どんな治験を行う必要があるか、そのプロトコルは明確に定められている。

　医療機器はどうだろうか。医療機器には様々な電子部品が使われ、本来、身体のなかに入ることのない金属や樹脂などの素材が用いられている。機器を動かすためにはソフトウェアも必要だ。たとえば同じ内視鏡であっても、メーカーによって、用途によって、異なる技術が用いられることも多い。多種多様な分野の技術が投入された医療機器をどのように審査するのか。日本にはその評価基準がなかったのだ。動物実験でどのような結果が出たら治験段階に入れるのか、その基準も明確ではない。審査担当者のほとんどは薬学の専門家であり、多種多様な工学技術を審査するのに時間がかかるのも当然だ。このため評価する科学的な方法の確立が急がれる。

　現在は申請から承認まで2～3年ほどかかることが多いとされている。

(2) 日本製医療機器が先に海外で認可される現実

　医療機器の審査に時間がかかる例として、京都大学と先端医療振興財団が中心になって開発した新発想の放射線治療装置について紹介しよう。

　放射線治療とは放射線を照射することにより、がん細胞を死滅させる目的で使用される。低侵襲の治療だが、ターゲットのがん細胞だけでなく、放射線の通り道にある臓器や組織に、少なからぬ負担がかかることは免れない。また、肺のように動く臓器の場合、固定して照射し続ければ、ターゲット以外の組織にダメージを与えることになり、放射線の照準にがん組織が入った時だけ照射すると治療時間が長くなってしまう。

そこで、考え出されたのがX線CTと組み合わせ、放射線の線源を動かすことができる高精度放射線治療装置（"MHI-TM2000"三菱重工業製）だ。肺などの場合、その動きに合わせ、放射線ががん組織を追尾するように照射することができる。また、身体の奥深くにあるがん細胞の場合は、リングに沿って線源が360度回転して、方向を変えながらターゲットを狙い続けることができる。がん細胞は常に放射線を受けているが、放射線の通る道筋にあたる組織が放射線を受けるのは1周のうち1回だけ。健康な組織のダメージを大きく減らすことができる。

ご存じのとおり、放射線治療装置は既に実用化されている。CTも既存の技術だ。この装置で新しいのは線源を動かすという発想、CTから得られる画像と放射線の照準を連動させるシステムであり、まったく新規の医療機器に比べれば格段に審査は早いだろうと考えるのが普通だ。

しかし現実はそうではなく、承認のめどが立たなかったため、開発者は先に米国のFDA（Food and Drug Administration：アメリカ食品医薬品局）に申請した。承認されたのはわずか5週間後だったという。FDAの承認を受けて日本での審査が加速されたが、それでも1年半ほどかかったというのが現実だ。

2　海外との格差解消と上市の迅速化をめざすための課題

(1) 海外製の最新医療機器を使えない「デバイス・ラグ」

日本製の新規医療機器の認可に時間がかかるだけではない。海外で既に認可されている医療機器の日本での承認にも時間がかかるのだ。患者が受けることができる治療メニューに欧米との時間差「ラグ」が生じるという意味で、「デバイス・ラグ[*1]」と呼ばれている。

日本で使える欧米製医療機器の製品数を1とすると、欧州では2、米国では2.1の比率で医療機器が使われているという調査もある。つまり、日本の医療現場では欧米の約半分の医療機器しか使えない・使われていないというわけだ。

日本の医療機器市場は世界の約1割で、欧米の大手メーカーから見ればそれほど大きな市場ではない。デバイス・ラグの存在が欧米メーカーの日本市場参入を消極的にさせてしまう懸念すらある。

これは、新しい治療法の誕生を心待ちにしている患者にとって由々しき事態だ。

---

*1　デバイスは機器という意味。医薬品で生じる同様の問題「ドラッグ・ラグ」と対になる用語

(2) 2005年の薬事法改正の意図とその結果

　医療機器の開発プロセスは基本的に医薬品と変わらない。大学などでの基礎研究の後、非臨床試験（動物実験など）、臨床試験を経て承認審査を行い、審査を受けて承認後に市販されるという流れになる（図1-3-1）。2005（平成17）年の薬事法改正により医薬品、医療機器ともに、非臨床試験から市販までの各段階をマネジメントするISOのルールが適応された。

　製品承認の際には、申請者がISOの条件を備えた企業であることが確認されるため、開発プロセスからこれらの対応を行うことは当然とも言えるが、ベンチャーや中小企業には負担が大きいという声があるのも事実だ。

　一方で、この2005年の改定で、日米欧豪加の5地域が参加する「医療機器規制国際整合化会合（GHTF）」で合意された医療器のリスクに応じた4つのクラス分類（図1-3-2）の考え方を薬事法に取り入れることで、日本企業の海外戦略に資すると同時に、リスクの小さな機器の上市を迅速化することにも取り組んでいる。

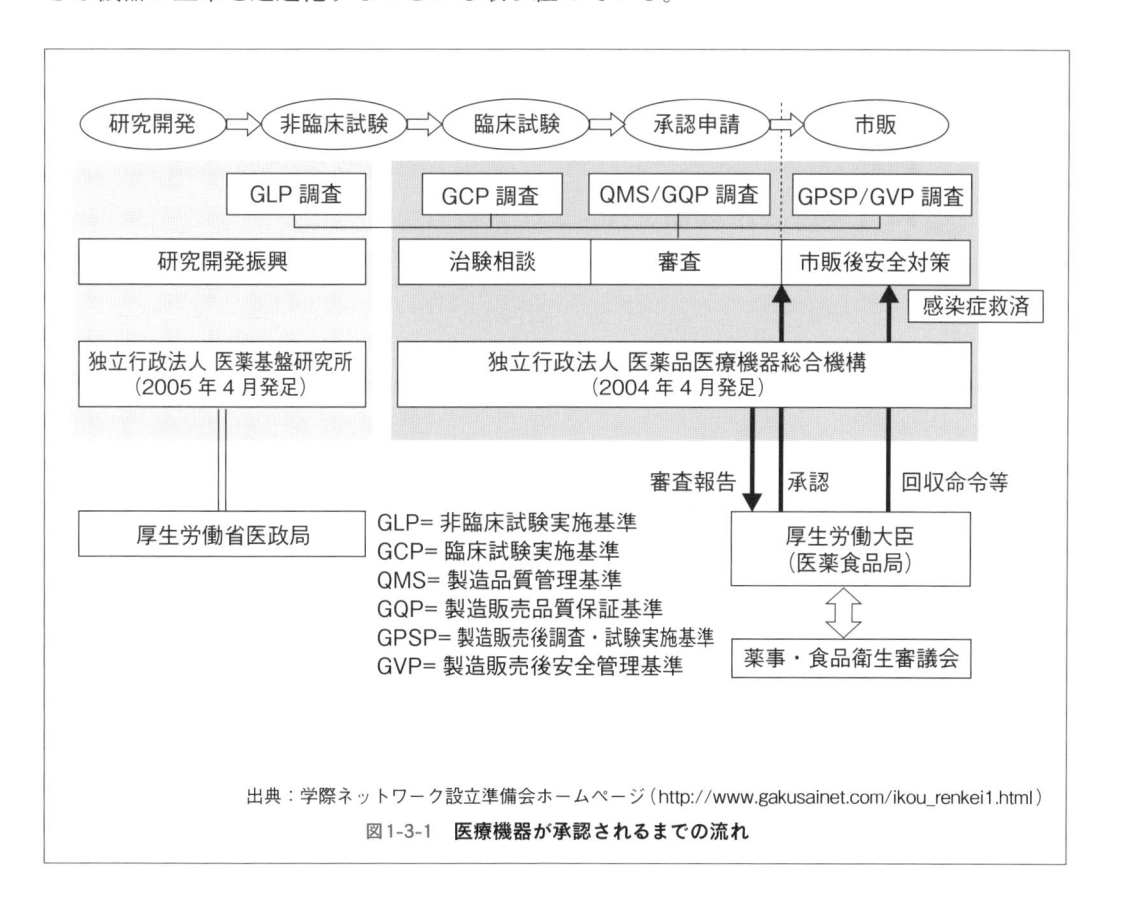

出典：学際ネットワーク設立準備会ホームページ（http://www.gakusainet.com/ikou_renkei1.html）

図1-3-1　医療機器が承認されるまでの流れ

第1章 わが国の医工連携の現状と課題

(薬事法改正により2005年4月施行)

小 ← リスク → 大

国際分類 (注1)	クラスI	クラスII	クラスIII	クラスIV
具体例	不具合が生じた場合でも、人体へのリスクが極めて低いと考えられるもの (例)体外診断用機器、鋼製小物(メス・ピンセット等)、X線フィルム、歯科技工用用品	不具合が生じた場合でも、人体へのリスクが比較的低いと考えられるもの (例)MRI装置、電子内視鏡、消化器用カテーテル、超音波診断装置、歯科用合金	不具合が生じた場合、人体へのリスクが比較的高いと考えられるもの (例)透析器、人工骨、人工呼吸器、心臓血管用バルーンカテーテル	患者への侵襲性が高く、不具合が生じた場合、生命の危険に直結する恐れがあるもの (例)ペースメーカ、人工心臓弁、ステント
薬事法の分類	一般医療機器	管理医療機器	高度管理医療機器	
規制	承認等不要	第三者認証 (注2)	大臣承認(総合機構で審査)	

(注1)日米欧豪加の5地域が参加する「医療機器規制国際整合化会合(GHTF)」において2003年12月に合意された医療機器のリスクに応じた4つのクラス分類の考え方を薬事法に取り入れている。(2005年4月)
(注2)クラスII品目のうち、厚生労働大臣が基準を定めたものについて大臣の承認を不要とし、あらかじめ厚生労働大臣の登録を受けた民間の第三者認証機関(現在12機関)が基準への適合性を認証する制度。クラスII品目の90%をカバー。

出典:「第1回神戸医療機器開発懇話会」資料

図1-3-2 医療機器の分類と規制

4 日本の医工連携が抱える課題 (2) 埋もれているニーズ

1 コミュニケーション・ギャップが生む市場とのミスマッチ

(1) シーズ・オリエンテッド開発の限界

　先に企業の医療機器開発への意欲が弱いと述べたが、実際には、自動車や家電に使われる非常に高度な部品をつくる中小・中堅メーカーなどには、医療分野への参入意欲を持つ企業もかなりある。たとえば、原子力発電所や化学プラントの複雑な配管の検査・補修を遠隔操作で行う装置の技術が、医療に応用できるのではないかと考えるのは自然なことだ。

　問題は、技術シーズありきで医療機器を考え、それが医療現場のニーズと合致しているかどうかの検証が不十分なまま開発がスタートしてしまうケースがあることだ。当然のことながら、工学の世界が扱うもの、たとえば発電所のパイプと、人間の身体とでは、性質が全く異なる。医師や医学研究者の意見を聞きたくても、異分野から参入する企業にとって、適切な相手を探し出すのは至難の業だ。

　このような実を結ばない開発プロジェクトは、貴重な人的資源、資金の浪費であり、せっかくの企業の参入意欲をしぼませるという点でも、事前に回避する必要がある。

(2) ニーズは常に医療現場にある

　日々、医療に従事する医師、看護師、技士などは明確なニーズを持っている。患者の心身や経済的な負担についても身近に感じている。医療現場から具体的なニーズが提示されれば、工学研究者や企業の技術者も取り組みやすいはずだ。

　たとえば、内視鏡は長年かけて柔らかくしたり、細くしたり、操作性を良くしたりという改良が積み重ねられてきた。口から挿入するのは患者にとって辛いことでもあるので、できるだけ負担を少なくする努力も続いていた。そこに、突然、経鼻内視鏡が出現し、多くの医師を驚かせることになった。おそらく、患者の辛さを身近に感じている医療従事者による発想の転換だったのだろうと思われる。医療機器は医薬品とは異なり、ちょっとしたアイデアや発見が、革新的な新製品の誕生に繋がる可能性がある分野なのだ。

　しかし、実際には医療現場からニーズやアイデアが出てくることは少ない。最大の理由は医師の忙しさである。命を預かる医師・医療従事者にとって目の前の患者の治療が最優

先事項であり、昨今の病院経営の難しさもあって、以前にも増して多忙となっている。工学研究者や企業技術者と機器開発について語り合う時間がないどころか、日々の医療行為のなかで「こんな機器があったら便利だ」というアイデアが浮かんだとしても、その発想をカタチにして残すことすらままならないのが現実だ。

(3) 充分な意思疎通ができない

分野の違う研究者・技術者同士がコミュニケーションをとる場面で往々にして起こるのだが、医の専門家と工の専門家で互いの専門用語や常識を知らないためにコミュニケーションがうまく進まないことも問題だ。科学や技術の世界では同じ用語が分野によって微妙に違う意味で使われていることもあり、話が通じているようで通じていないこともある。「その問題について悩んでいると、なぜ早く言ってくれなかったのですか？ 工学の世界では既に解決済みの問題なので簡単に克服できるんですよ」「医学の世界ではこの問題はずっと解決困難と見なされていて、そんな技術があるなんて知らなかったのです」という行き違いが起こることも珍しくない。

また、医師は常に多忙なスケジュールに追われており、その合間を縫って短い打ち合わせしかできないことが多い。医療現場に立ち入ることができず、現場感覚がない工学研究者・技術者が、短い時間で医師のニーズを正しく理解するのは不可能だ。

そして、意思の疎通が不十分なまま開発を進めると、試作品ができた時になって「私が欲しいのはこんな機器ではない」という結果になっても不思議ではない。ここでも労力の無駄が起こっている。

(4) 現場のニーズと市場性は必ずしも一致しない

医療現場からの具体的なニーズといっても、それが必ず市場性のある製品に繋がるとは限らないというのも問題だ。非常に細分化された世界で働く医師にとって、同じニーズを持つ同業者や、恩恵を受ける患者の数が、開発に投じるコストに見合うかどうかはわからない。それどころか、専門が同じ別の医師が同じニーズを持っているかどうかも定かではない。医師が言うニーズは、その医師ただ1人が感じているものであるという可能性もあるのだ。

一方で、医療従事者から具体的なニーズを聞かされた工学研究者や企業技術者も、医療現場の実情がわからないため、市場性を判断するのは難しい。機器開発に積極的なマインドを持つ医師が熱を込めて語るのを聞いて、技術者魂を刺激され、その願いを叶えるために努力をした結果、市場性のない機器の開発に労力を使ってしまう。これもまた、資源の無駄だ。医工連携の仕組みが整っていない日本では、このような事態が頻繁に起きている可能性が高いと言える。

(5) POC――開発の妥当性をどこで判断するか

　新しいアイデアを形にする場合、早い段階でその実現可能性を検証する必要がある。本格的な開発に入る前にニーズの普遍性、活用する技術や開発方向の妥当性、市場性などを検討し、プロジェクトを進めるか否かを判断するため、「開発の妥当性の実証（POC：Proof of Concept Study）」が不可欠だ。そして、そこには当然のことながら、医師が関与しなければならない。生命倫理の観点からの検討も必要だろう。

　現在の日本には、医療機器におけるPOCを行う仕組みが整っていないことが大きな問題なのだ。

　また、メーカーにとって本当に稼げる医療機器は健康保険が適用される製品だ。保険適用が難しい高度治療に使われる機器の開発ももちろん大切だが、保険適用の可能性が高いアイデアに対して開発初期からそのめどが立っていれば、企業の参入意欲も高まるはずだ。

　企業の本格的な投資を促すためには、開発投資の回収、さらに利益を出せるまでの見通しが立つ環境を整備することが重要なのである。

5 日本の医工連携が抱える課題 (3) 繋がらない開発フェイズ

1 円滑なプロジェクトの進行と開発のスピードアップのために

(1) 臨床試験から臨床応用に繋ぐ橋(CPR)が必要

　医療機器の開発は、基礎研究から前臨床試験、臨床試験を経て、臨床応用(実用化)に至る。それぞれの開発フェイズから次の段階に移行する時に、制度の壁や資金調達の問題が生じたり、ふさわしい担い手にバトンタッチすることができずに、プロジェクトが立ち往生することが往々にして起こる。

　このような状態を象徴するイメージとして、基礎研究から前臨床試験の間の障壁は「Devil River(魔の川)」、前臨床試験から臨床試験の間は「Death Valley(死の谷)」、臨床試験から臨床応用の間は「Darwian Sea(ダーウィンの海)」と呼ばれている(図1-5-1)。

　プロジェクトを円滑に進めるためには、これらの川や谷に橋を架けることが必要だ。

　現在までに、基礎研究から前臨床試験、臨床試験までを橋渡しする取り組み「トランスレーショナルリサーチ(TR)」はかなり一般化し、大学の医学部・薬学部などがTRを担う部署を設置したり、コーディネーターの育成も始まっている。

　しかし、プロジェクトのゴールは臨床試験ではない。臨床試験と臨床応用の間に横たわる「ダーウィンの海」を越える橋「クリティカルパスリサーチ(CPR)」は日本では未だ整備が進んでいない状況だ。

(2) 医療機器の普及には操作の習熟へ向けた医師へのトレーニングが不可欠

　医療機器を使うには、それを使いこなすためのトレーニングが不可欠だ。

　臨床試験の段階で医療機器を操作するのは医師など医療スタッフであり、機器を開発した企業の技術者ではない。つまり臨床試験に入る前に、医師に操作に習熟してもらう必要があるのだ。その過程で医師からの要望や改善提案が出ることは充分考えられるので、少なくとも前臨床試験から、できれば基礎研究の段階から医師が参画するのが望ましい。

　また、製品化に至った後も、多くの医師に使ってもらうためには操作技術習得のためのプログラムと、実際にトレーニングを行える環境が必要だ。

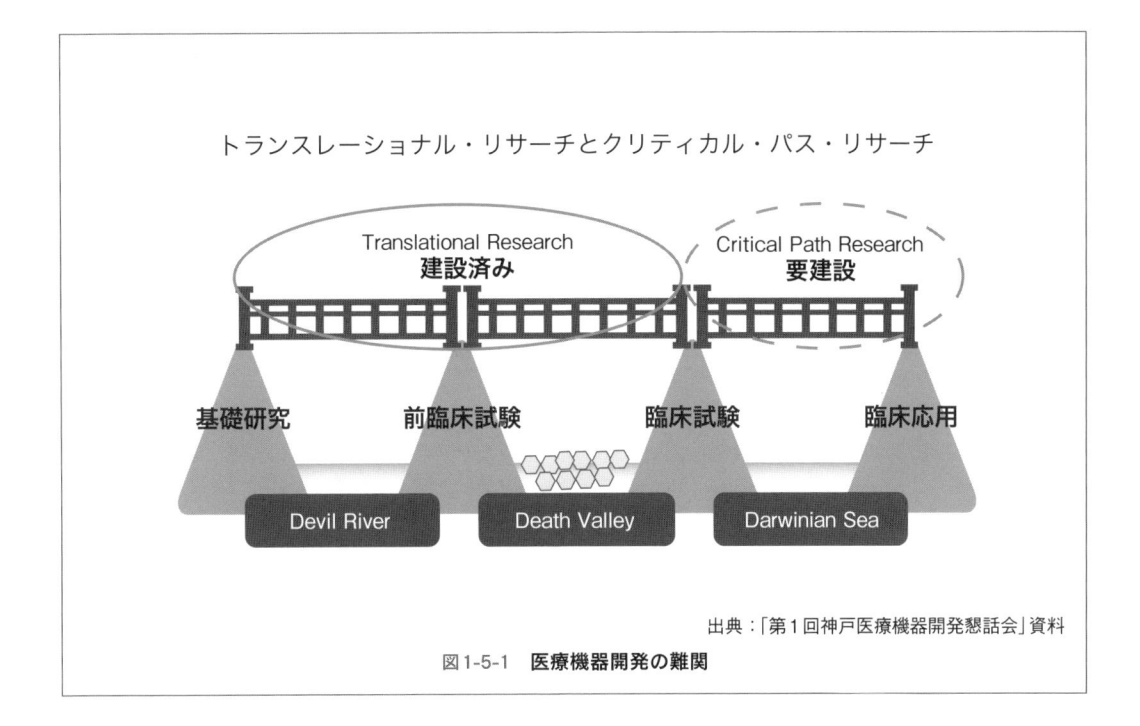

トランスレーショナル・リサーチとクリティカル・パス・リサーチ

Translational Research 建設済み / Critical Path Research 要建設

基礎研究　前臨床試験　臨床試験　臨床応用

Devil River　Death Valley　Darwinian Sea

出典：「第1回神戸医療機器開発懇話会」資料

図1-5-1　医療機器開発の難関

しかし、開発段階、製品化後ともに、医師がトレーニングを受ける環境は乏しいのが現実だ。大手医療機器メーカーであればともかく、ベンチャーや中小企業の場合、このような環境を準備するのは難しいだろう。

2　開発意欲を阻害する負のスパイラル・構造的欠陥

(1) 短いサイクルで改良を繰り返し、高度化する医療機器

医療機器は医薬品と違い、実用化後も大小様々な改良が積み重ねられ高度化していくべきものだ。医師や患者の意見を聞きながら、機能性や耐久性の向上、小型化などが進んでいくことは、容易に想像していただけると思う。高機能で使いやすい医療機器を生み出すには、このような改良の取り組みが不可欠だ。

ここに、2つの問題が立ちはだかる。

1つは、前述したように技術者が医療現場に立ち入ることが難しいこと。改良のヒントを得るためには、装置が使われる現場を見ることが何より大切であるため、この障害は非常に大きい。

もう1つは、承認審査の問題だ。大きなコストと時間を投資して開発した機器であっても、改良のサイクルは短い。数年後、早ければ翌年にも次世代型が誕生してもおかしくない。しかし、改良のために構造を変えたり、新しい素材やソフトウェアを使用していると、

そのそれぞれについて、またイチから審査され、長い時間とコストを費やす必要がある。改良を重ねるという医療機器の特質が、承認申請の案件数をかさ上げし、承認機関の業務量を膨張させて、さらに承認が遅くなるという悪循環が生じているのだ。

(2) ベンチャーが育ちにくい日本の起業風土

医工連携先進国（第2章で詳しく紹介）では、医療機器開発の初期段階の担い手としてベンチャーや中小企業が活躍し、実用段階が見えてくると大手メーカーが引き継いで市場に出していくという開発の連携リレーが機能している。

しかし、日本では大手・中堅の医療機器メーカーが、基礎研究から製品化までを一貫して行っていることが多い。医療機器への参入意欲を持つ中小企業もあるが、大手企業へとリレーできる環境がないため、開発にかかる時間とコスト、承認申請の煩雑さなどの障害によって、せっかくの取り組みが頓挫することも少なくない。

同様に、医療機器開発に取り組もうとするベンチャーもなかなか誕生しない。そもそも、日本は米国に比べてベンチャーが育ちにくいという現状がある。近年、国などの促進策が数多く打ち出され、大学発ベンチャーの数は大きく増加しているが、医療機器分野での起業を促すための施策が必要だ。

第2章
医工連携先進国の取り組み

1. 米国の場合（1）産業クラスター
2. 米国の場合（2）医療機器開発を支える制度
3. 米国の場合（3）部材メーカーをPL訴訟から免責する法整備
4. 欧州、そしてアジアでも成果を上げる医療機器産業振興政策

1 米国の場合（1）産業クラスター

1　世界最大級のメディカルクラスターに600社が集結

　医療機器産業の先進国である米国では、どのように医工が連携しているのだろうか。その姿を紹介することで、日本に欠けているモノ、目指すべき方向を明らかにしたい。

(1) ミネソタ大学、メイヨークリニックと連携し、機器開発に取り組む

　クラスター（cluster）とはブドウの房をさす英単語で、ブドウのようにいくつもの個が集まって、1つのまとまりを形成する様を示す。原子や分子の集合、複数のコンピュータが接続した状態など、科学や技術用語としても良く見かける言葉だ。

　産業クラスターとは、特定の産業分野に関わる産学のプレイヤーが集積し、密に連携することで、その分野の発展をリードする地域といった意味で、日本でも産業政策の用語として頻繁に使われるようになっている。

　米国には、医療機器の産業クラスターがいくつも存在している。それぞれのクラスターは病院や大学が核となり、その周囲に数多くのベンチャーや大小企業が集積している。

　世界最大級のメディカルクラスターと言われているミネソタ州ミネアポリスでは、世界ランク5位（2008年）の医療機器メーカーであるメドトロニック社を中心に約600社の関連企業が集結、ミネソタ大学の医療センターや、同じミネソタ州ロチェスターにあるメイヨークリニックと連携し、そこから生まれるニーズを元に医療機器開発に取り組んでいる。

　また、ミネソタ大学には医学部と工学部とでつくる医用工学研究所「メディカル・デバイス・センター」があり、専門の人材を育成している。そこでは医療機器の開発・設計・デザインに必要な工学的知識のほか、FDAとの交渉方法を学ぶコースなどもあり、病院の手術室を中継するシステムも備わっている。

(2) アイデアが製品に至る明確なステップと利益を分かち合う仕組みの確立

　クラスターのなかで、病院のニーズ、大学のシーズはベンチャーに受け継がれ、開発の最初のステップが始まる。事前に、大手の医療機器メーカーやコンサルティング企業が、ニーズやシーズの所在や市場性の調査を行っており、ベンチャーに示唆しているため、無

駄な開発が行われることは少ない。

　ベンチャーや中小企業は、医療従事者と密に連携し初期段階の設計やデザインを行う会社、そこから試作のみを請け負う会社、動物実験を専門に行う会社など役割分担が明確になっている。承認を受けるための申請作業を請け負う企業もあるという。

　最終的に製品として使えそうなものができると大手企業が買い取り、ブランド力と販売力を生かして市場に出していくのだ。

　日本ではそうした連携や役割分担といった仕組みができていないため、一企業が連携相手を探すところから、開発、試作、製品化、承認申請、販路の開拓まですべてを担おうとするケースも多い。協力をしてくれる企業が見当たらないのだから仕方がない。異分野から医療産業に参入した中小企業などには非常に荷が重く、開発の取り組みが頓挫してもおかしくない。

　しかし、米国ではクラスターに集積した様々なプレイヤーが役割を分担し、協力して大きな利益を上げ、その利益を分け合う仕組みができている。大手企業がベンチャーや病院を支援するのも、見返りが得られることがわかっているからだ。

(3) あまりに違う医の現場
——臨床でのアイデアをベースに機器開発に専念

　ミネソタ州のメイヨークリニックでは、たとえば放射線科に200人くらいの医師が所属しており、その一部が一定期間、医療機器開発に専念することができる。臨床の現場で生まれたアイデアをもとに機器開発を行い、それが終われば再び臨床現場に戻ることができるのだ。

　医療機器開発の結果、得られた利益は科に還元され、医師たちの報酬に繋がるのはもちろん、設備や人員をより充実させることができ、さらに新しい開発プロジェクトに投資する余裕を生むことになる。当然、医師、医療従事者の機器開発へのモチベーションは高い。同病院の知的財産部門には、治療や医療機器のアイデアが年間400件も寄せられるという。「はじめに」で、医療機器メーカーの方から「日本の医師は開発意欲が弱い」と言われたと述べたが、メイヨークリニックのような環境であれば日本の医師も喜んで機器開発に取り組むだろう。日本の現状において、内視鏡装置などの開発、改善に取り組んでいる医師たちの苦労は非常に大きいということを述べておきたい。

2 米国の場合（2）医療機器開発を支える制度

1　FDA、IND／IDE……すべては開発承認支援のために

(1) 法改正により役割転換まで行ったFDA

　米国で医薬品や医療機器の承認審査を行っているのは、FDA（Food and Drug Administration：食品医薬品局）である。日本の独立行政法人医薬品医療機器総合機構（総合機構、32ページ参照）も米国のFDAも、有効な医薬品を安全に使えるようにすることで自国民の健康を守ることを目的としている。

　FDAは1992年から審査官の大幅増員などの体制強化が着実に行われ、審査の迅速化に成功している。申請者から提出されたデータに基づき、審査組織内だけで独自に分析・評価し、審査を完結させるため、外部専門家を活用して承認可否の判断を行う日本の審査とはスピードが異なる。まったく新規の医療機器の場合、日本での審査期間は2～3年かかるが、米国は14か月で終了すると言われている。

　また、1997年の法改正によりFDAは規制の執行から医薬品等の開発承認支援へと機関の性格を転換しており、研究開発段階から積極的に関与して企業とともに協同して開発を進めるという姿勢を明確にしている。

　FDAは連邦政府からの予算ではなく特別会計で運営されている。申請者からの手数料が大きな収入源であり、多数の審査官を雇用してより多くの申請を受け、また迅速に審査を行うことが組織の利益に叶う仕組みになっている。また、申請者がFDAに支払う手数料は、大学の場合は無料、ベンチャーも産業振興の観点からディスカウント料金が適用されている。

(2) IND／IDE制度で削減された時間とコスト

　米国には臨床研究と治験を一体化させたInvestigational New Drug（IND）制度が存在する。簡単に言うと、臨床試験からのすべての過程が薬事承認に向けたプロトコルのなかに組み込まれ、研究初期段階のデータも薬事承認に使用できる制度だ。これだけのことで、承認にかかる時間もコストも大きく削減することができる。

　医療機器開発においてもInvestigational Device Exemptions（IDE）制度があり、開発

段階から弾力的な支援を行っている。

　IND、IDEの制度下で、米国の審査官は研究段階からのデータをすべて審査するため経験値が向上しやすく、またその経験値は、大学などの研究機関に対する開発支援を行う場面で活かされている（図2-2-1）。

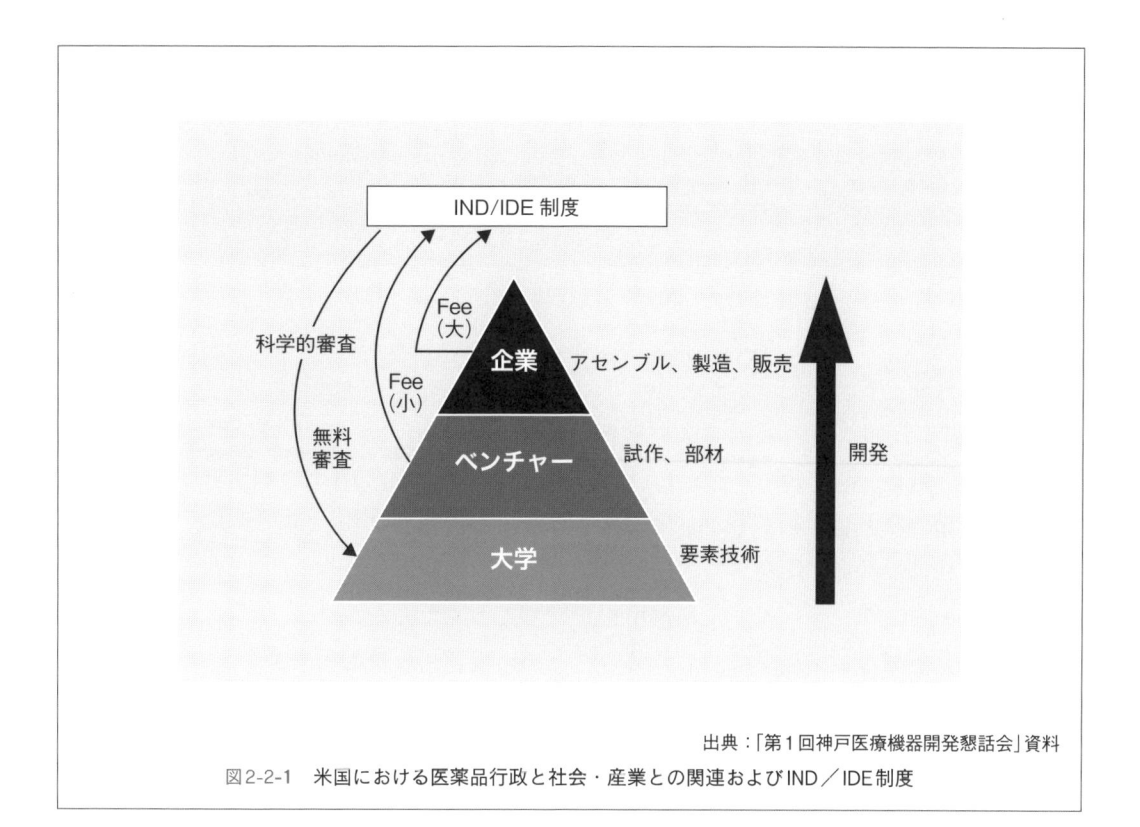

図2-2-1　米国における医薬品行政と社会・産業との関連およびIND／IDE制度

出典：「第1回神戸医療機器開発懇話会」資料

3 米国の場合(3)部材メーカーをPL訴訟から免責する法整備

1 BAA法の制定で、ベンチャー、中小企業が安心して医療機器を開発・製造

　日本で製造企業が医療機器分野への参入を躊躇する理由としてPL法(製造物責任法)の存在が挙げられる。では、訴訟社会である米国ではPL法がより大きなハードルとなっているのだろうか。

　実は1990年代の終盤、米国で医療機器に関する2件の大きなPL訴訟が起こった(図2-3-1)。1つは、下顎インプラント(埋め込み材料)の素材に関するデュポンへの訴訟、もう1つは豊胸材としてのシリコンに関するダウ・コーニングへの訴訟である。

　デュポンは製品開発に関与しておらず裁判にはすべて勝訴したが、売上げ数十万ドルの製品にまつわる訴訟に数百万ドルの費用をかけることになった。ダウ・コーニングの場合は長年にわたって多数の患者に使われてきたため賠償費用は莫大なものとなり、同社の倒産という結末を迎えた(後に更生手続きにより再生)。

　この訴訟の後、当事者となった2社だけでなく、多くの化学メーカーが医療分野への製品供給を拒否。医療機器の製造・開発に支障が出る事態になった。その結果、困ったのは医療機器メーカー、医療現場、そして患者である。

　患者団体の要望により米国では1998年、医療機器に部品、素材を供給するメーカーをPL訴訟から除外するBAA法(Biomaterials Access Assurance Act)を制定。これにより、訴訟リスクに耐えられないベンチャーや中小企業が安心して製品を供給できるようになり、異分野からの参入も促進されている。

　BAA法の制定から10年あまり、日本でも同様の法律が必要だと言われてきたが、未だ実現していない。

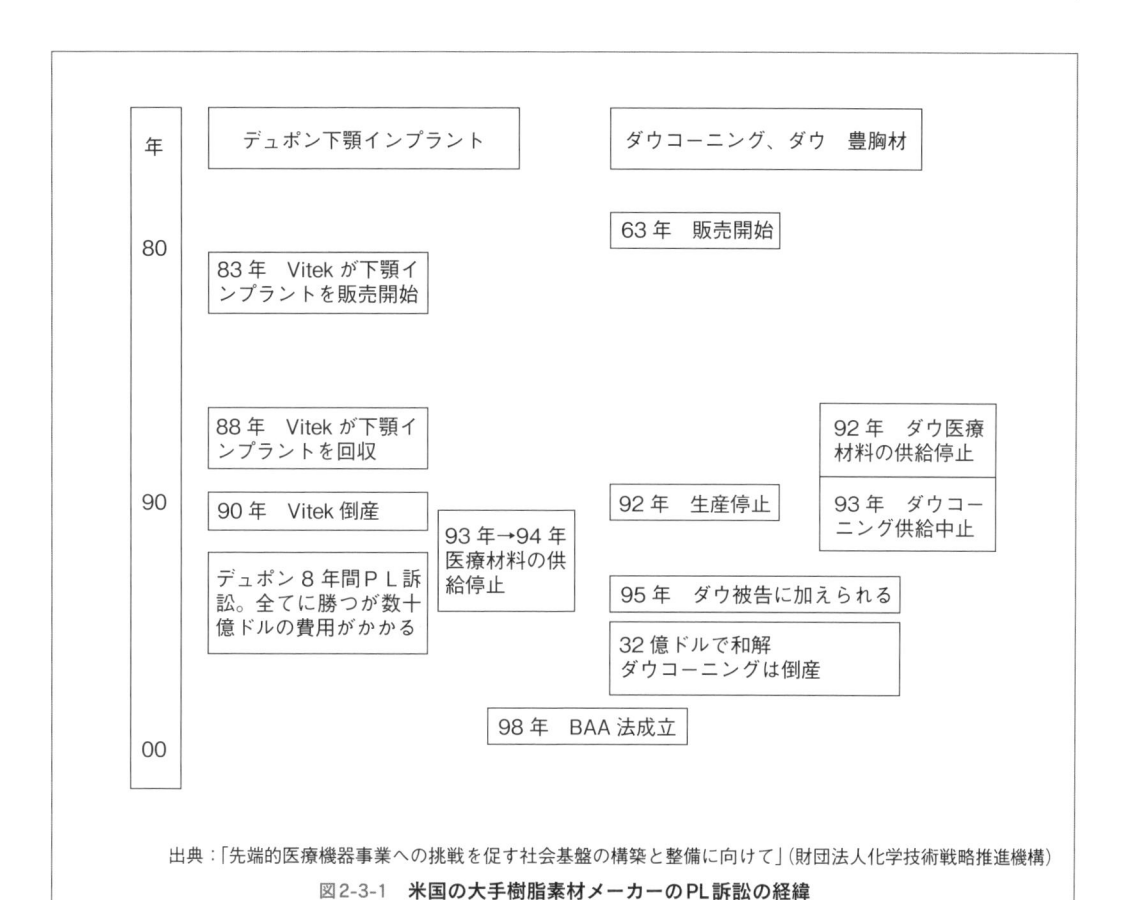

米国の場合（3）❸

年	デュポン下顎インプラント	ダウコーニング、ダウ　豊胸材
80		63年　販売開始
	83年　Vitekが下顎インプラントを販売開始	
90	88年　Vitekが下顎インプラントを回収	92年　ダウ医療材料の供給停止
	90年　Vitek倒産	92年　生産停止　　93年　ダウコーニング供給中止
	93年→94年 医療材料の供給停止	
	デュポン8年間PL訴訟。全てに勝つが数十億ドルの費用がかかる	95年　ダウ被告に加えられる
		32億ドルで和解　ダウコーニングは倒産
00	98年　BAA法成立	

出典：「先端的医療機器事業への挑戦を促す社会基盤の構築と整備に向けて」（財団法人化学技術戦略推進機構）

図2-3-1　米国の大手樹脂素材メーカーのPL訴訟の経緯

4 欧州、そしてアジアでも成果を上げる医療機器産業振興政策

　20ページで米国ミネソタ州のメディカルクラスターを、医工連携が円滑に進む環境の好例として挙げたが、他にもカリフォルニア州、フロリダ州などに巨大なメディカルクラスターが存在し、それぞれに成果を上げている。

　米国だけではない。ヨーロッパにも有名なメディカルクラスターが多数存在し、さらにアジア諸国でも将来有望な動きが出てきている。

1　ヨーロッパの医療機器メーカーが基盤とするメディカルクラスター

　第1章にも示した日本の医療機器の輸入相手国は米国が約半分を占め、残りの半分をヨーロッパとアジアの国々が占めている（図2-4-1）。

　米国に次いで多いアイルランドに関して精密機器の開発製造に強い国というイメージをお持ちの方は少ないかも知れないが、実は医薬・医療機器産業の集積地としてヨーロッパを代表する国なのだ。世界第8位の医療機器メーカーであるコヴィディエンはアイルランド企業であり、また、世界の大手製薬企業の多くが同国に生産拠点を置いている。アイルランド資本の企業も多数誕生し、グローバル企業へと成長している（表2-4-1）。

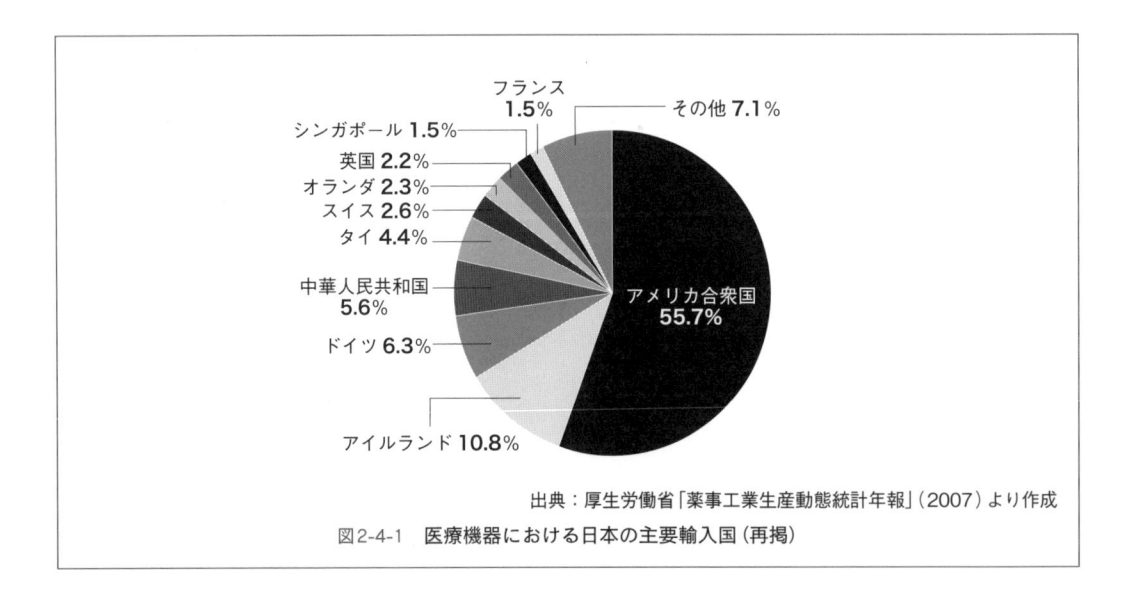

フランス 1.5%
その他 7.1%
シンガポール 1.5%
英国 2.2%
オランダ 2.3%
スイス 2.6%
タイ 4.4%
中華人民共和国 5.6%
ドイツ 6.3%
アイルランド 10.8%
アメリカ合衆国 55.7%

出典：厚生労働省「薬事工業生産動態統計年報」（2007）より作成

図2-4-1　医療機器における日本の主要輸入国（再掲）

表2-4-1 医療機器メーカーの売上高（2008年）

順位	会社名（国）	売上高（億ドル）
1	ジョンソン・エンド・ジョンソン（米）	231
2	GEヘルスケア（英）	174
3	シーメンス・ヘルスケア（独）	161
4	カーディナル・ヘルス（米）	137
5	メドトロニック（米）	135
6	バクスター・インターナショナル（米）	123
7	フィリップス・ヘルスケア（オランダ）	107
8	コヴィディエン（アイルランド）	89
9	ボストン・サイエンティフィック（米）	80
10	アボット・ラボラトリーズ（米）	72
…	……	…
17	東芝（日本）	39
20	オリンパスメディカルシステムズ（日本）	33
24	テルモ（日本）	30

出典：Medical Product Outsourcing

　同国に集積が形成された経緯には、もちろん地価や人件費という要因もあるだろうが、アイルランド国立大学にバイオメディカル・エンジニアリングの研究センターを設立するなど政府が継続的に支援策を講じてきた成果でもある。

　また、ドイツ南部のバイエルン州には、医薬品開発に関わる研究機関、病院、企業が集積する「ミュンヘンバイオテック」、画像診断や眼科治療などの医療技術に特化した「ニュルンベルクメディカルバレー」と呼ばれるクラスターが存在する。

　先端の医療機器を1社で開発するのは難しく、大学や病院、そしてベンチャーや中小企業との連携が不可欠だ。つまり、国際的な医療機器メーカーが存在し、多くの医療機器を輸出している国にはメディカルクラスターがあり、医工連携がうまく機能していると見て間違いない。

2 立ち後れる日本と急成長するアジア諸国

　先行する欧米諸国をキャッチアップしようとしているのは日本だけではない。この分野に関しては、残念ながら日本以外のアジア諸国のほうが動きは早いと言わざるをえない。

　たとえばシンガポールは、外資企業に様々な支援、サポートを行うことで世界各国の大手医療技術会社10社以上のアジア地域本部の誘致に成功し、また優れた研究開発環境を提供することで数多くの世界的な研究者を集めている。

　2003年には政府主導によりシンガポール大学の隣接地にバイオメディカル研究開発拠点「バイオポリス」を開設。公共および企業の研究室が同一敷地内に入居するこの施設では、最先端の設備を活用しながら、世界各国から集まった優れた研究者・技術者が有機的に協力して仕事に取り組んでいる。企業研究所と公立病院が協力して臨床研究を効率的に進める仕組みも整備されている。

　さらにメディカルツーリズムや国際的な人材育成にも力を注いでおり、海外の企業・大学・研究者の力を借りながら自国の人材、企業を成長させることにも成功している（図2-4-2）。

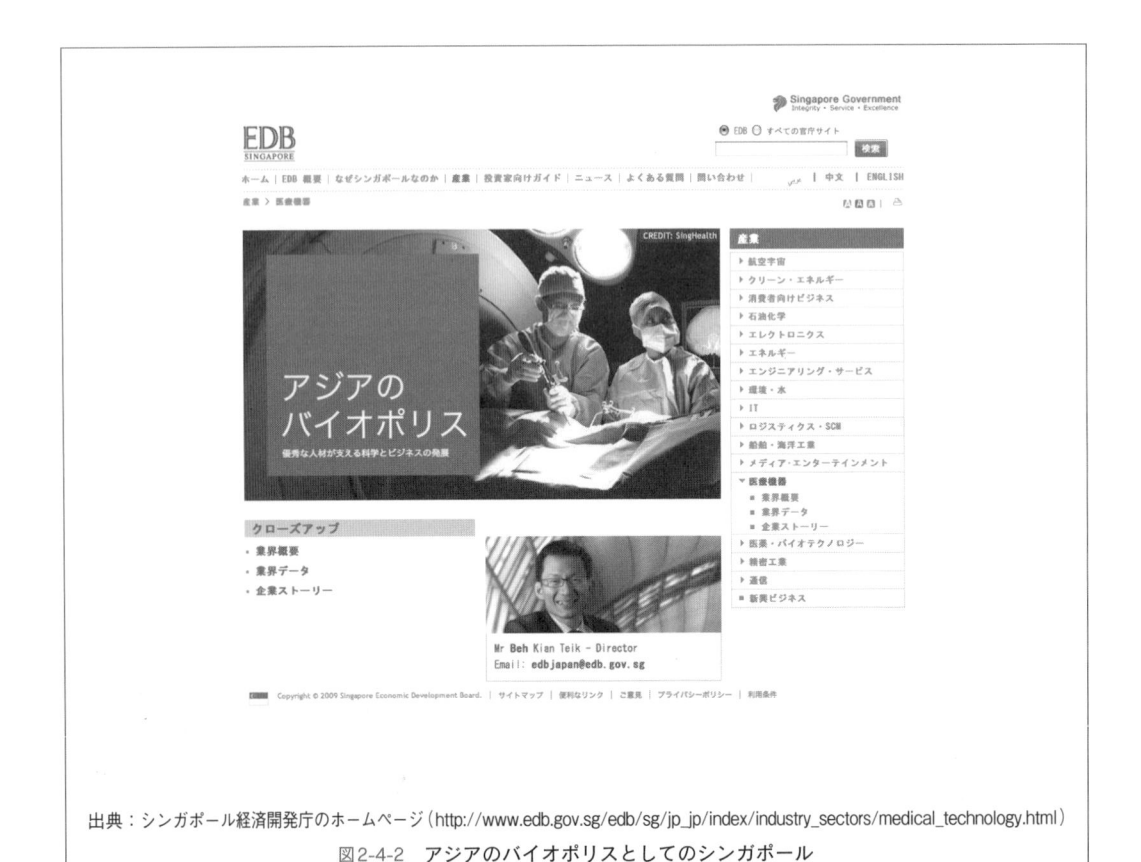

出典：シンガポール経済開発庁のホームページ（http://www.edb.gov.sg/edb/sg/jp_jp/index/industry_sectors/medical_technology.html）

図2-4-2　アジアのバイオポリスとしてのシンガポール

韓国からわが国への医療機器の輸入はまだ少なく、先のグラフ（図2-4-1）では「その他」に含まれているが、バイオ産業への支援は盛んに行われている。政府による投資は2009年には1兆ウォンを超え2004年のほぼ2倍という伸び率だ。

　2009年、「先端医療複合団地」に指定された五松（オソン）と大邱（テグ）には2030年までに、施設運営費と研究開発費で5兆6,000億ウォンが投資され、新薬開発支援センター、先端医療機器開発支援センター、先端臨床試験センターなどが建設されるという。

　医療産業に限らず韓国は政府主導で思い切った産業振興政策を推し進めることで知られている。半導体や薄型テレビなどの分野で日本メーカーが苦戦を強いられている一因は、韓国の産官連合に対して、日本は民間だけで戦っているからだという見方も強い。

　医療機器に関して日本は、欧米はもちろんアジア諸国と比べてもスタートが遅れている。わが国でも近年は医療産業の重要性が認識され、政府の振興策も増えてきたが、医療産業先進国も将来の巨大市場を狙って着々と歩を進めているのだ。日本がキャッチアップするためには、猛スピードで取り組みを進めなければならないという状況なのである。

第3章
問題解決へのアプローチ

1. 審査承認の迅速化、医療産業のグローバル化へ向けた政府の動き
2. 統合的迅速臨床研究の推進
3. 医工連携を担う人材の育成
4. クラスターの形成

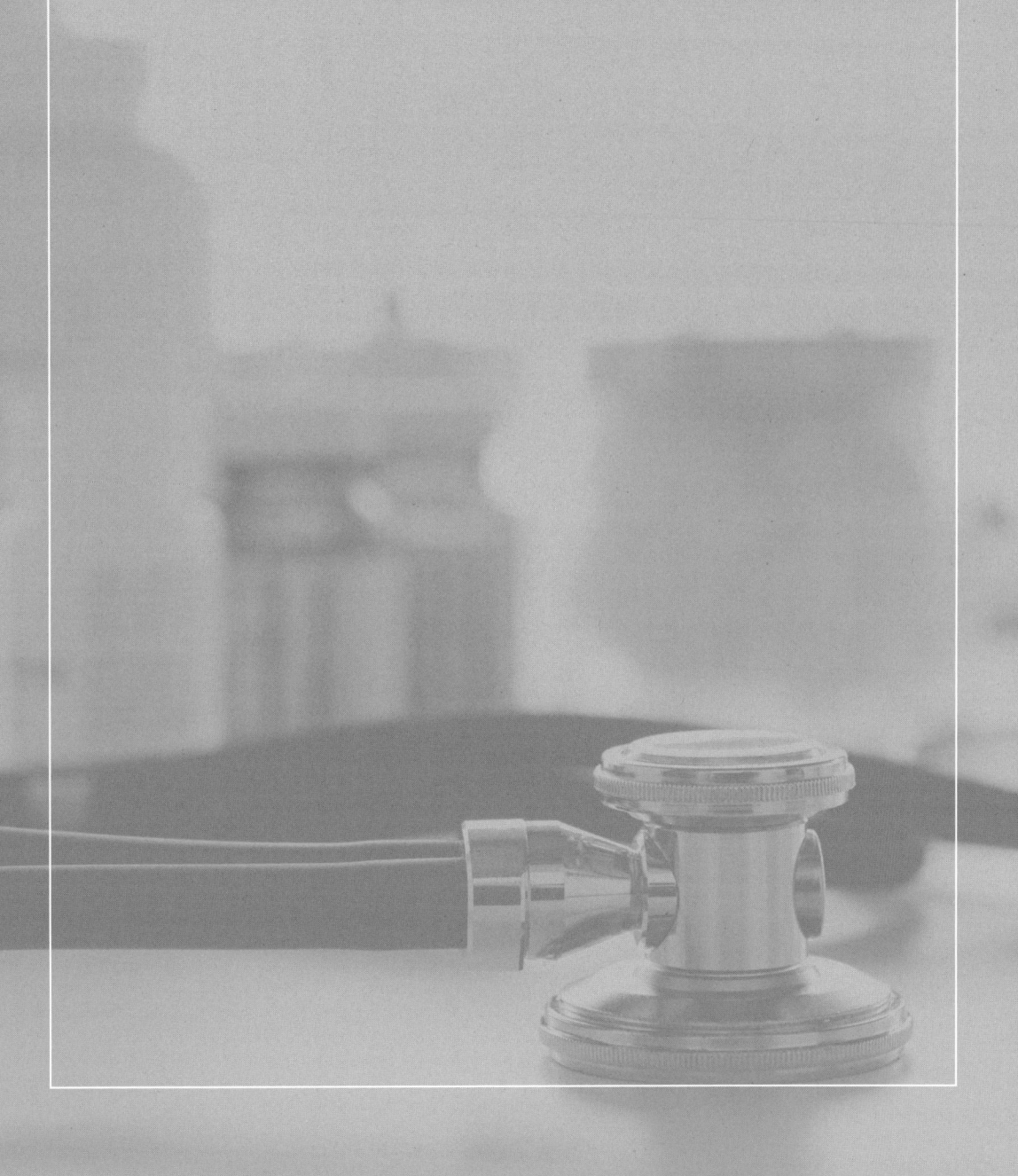

1 審査承認の迅速化、医療産業のグローバル化へ向けた政府の動き

1 日本版FDAを中心に国家的課題の解決へ

(1) 医薬品医療機器総合機構の設立

　現在、医薬品と医療機器の承認審査業務は、2004 (平成16) 年に設立された独立行政法人医薬品医療機器総合機構 (以下：総合機構) が行っている。総合機構は、国立医薬品食品衛生研究所医薬品医療機器審査センター、医薬品副作用被害救済・研究振興調査機構、財団法人医療機器センターの一部の業務を統合し、「医薬品や医療機器などの品質、有効性および安全性について、治験前から承認までを一貫した体制で指導・審査し (承認審査)、市販後における安全性に関する情報の収集、分析、提供を行う (安全対策) ことを通じて、国民保健の向上に貢献することを目的」(総合機構ホームページより) に活動する機構だ。

　これまでの審査承認における課題を踏まえ、審査承認の迅速化、医療産業のグローバル化への対応に力を入れている。

(2) 革新的医薬品・医療機器創出のための5か年戦略

　厚生労働省は、文部科学省、経済産業省と連携して2007 (平成19) 年、「革新的医薬品・医療機器創出のための5か年戦略」(図3-1-1) をとりまとめた。名称のとおり、革新的な医薬品と医療機器の創出を促進するため、研究から上市に至るプロセスを支援する政策パッケージを5年間で整備するという取り組みだ。

　世界最高水準の医薬品・医療機器を国民に提供し、かつ、医薬品・医療機器産業を日本の成長牽引役に育てることを目的とする施策の内容は、以下の7項目に分類される。

　①研究資金の集中投入
　②ベンチャー企業育成等
　③臨床研究・治験環境の整備
　④アジアとの連携
　⑤審査の迅速化・質の向上
　⑥イノベーションの適切な評価
　⑦官民対話

また、厚生労働省単独でも2008（平成20）年、国際的に魅力ある医療機器市場の実現および医療機器産業の国際競争力を強化するため「新医療機器・医療技術産業ビジョン」を策定、「再生医療技術を用いた医療機器」「心血管系医療機器」「低侵襲治療機器」「バイオイメージング機器」などの分野への重点支援を行うとしている。

世界最高水準の医薬品・医療機器を国民に提供　　医薬品・医療機器産業を日本の成長牽引役に

日本先行開発・日本参加の世界同時開発を目指した施策群

①研究資金の集中投入
- 医薬品・医療機器関連予算の重点化・拡充
- 産官学による重点開発領域等の調整組織の設置
- 研究開発税制の充実・強化
- 先端医療開発特区における研究資金の統合的・効率的な運用の方策の検討
- 先端医療開発特区に関連する研究資金の重点化・集中配分等

②ベンチャー企業育成等
- 研究資金の拡充
- 施設や機器の共用化等
- 企業化支援体制の整備、OB人材の活用、相談窓口の充実等
- エンジェル税制の活用等に関する支援施策の拡充
- バイオベンチャーの国際展開支援の実施
- 国民経済上重要な新技術の企業化開発の推進
- 審査手数料の支援検討
- 医療機器の部材提供を活性化する方策の検討

③臨床研究・治験環境の整備
- 国際共同治験推進
- 国立高度専門医療センターを中心に産官学が密接に連携して臨床研究を進める「医療クラスター」の設備
- 橋渡しの研究拠点、再生医療拠点、臨床研究体制の整備
- 医療クラスターを中心とした治験の拠点化・ネットワーク化・IT化
- 医師や臨床試験を支援する人材の育成・確保
- 医師等の臨床業績評価を向上させるための取組
- 臨床研究の規制の適正化の推進
- 中央IRB機能等を有し、高度な国際共同研究が実施可能なグローバルな臨床研究拠点の整備
- 先端医療開発特区における研究開発側と規制担当との開発段階からの並行協議の場の設置

④アジアとの連携
- 重要な疾病について共同研究推進
- 東アジアで収集されたデータの活用方法の共同研究

⑤審査の迅速化・質の向上
- 新薬の上市までの期間を2.5年間短縮（ドラッグ・ラグの解消）
- 審査人員を倍増・質の向上（3年間で236人増員）
- 承認審査の在り方や基準の明確化、GCPの運用改善
- 全ての治験相談にタイムリーに対応できる体制の設備
- 日米欧審査当局との間での共同治験相談の導入の協議
- 医療機器の安全性を確保しつつ、治験・承認審査の合理化・簡素化を推進
- 医療機器の審査・相談体制の充実・強化の検討
- 医療機器GCPの運用改善

⑥イノベーションの適切な評価
- 薬価制度等における革新的な製品のより適切な評価等

⑦官民対話　関係省・研究機関・産業界の連携強化　　定期的な官民対話の実施

出典：厚生労働省ホームページ

図3-1-1　革新的医薬品・医療機器創出のための5か年戦略の概要

(3) 医療機器の審査迅速化アクションプログラム

　さらに、厚生労働省では、「革新的医薬品・医療機器創出のための5か年戦略」に基づき2008年に「医療機器の審査迅速化アクションプログラム」を策定。現在2～3年かかる新医療機器の標準的審査期間を米国並みの14か月に短縮することを目標に取り組みを進めている。

　このプログラムによって審査員の増員と質の向上、審査体制の充実などが図られるが、開発を手がける企業などから見て最も大きな変化は「相談事業の拡充」だろう。

　これは、開発の各段階でデータのとり方など試験の設計方法を総合機構に相談し、アドバイスを受けながら開発を進めることができるようにするというもの。開発前相談というメニューもある（図3-1-2）。

　相談を行うことにより、開発を行う企業は、承認に必要なデータを効率的に間違いなく集めることができ、実験の設計ミスによって開発フェイズを遡って試験をやり直すといっ

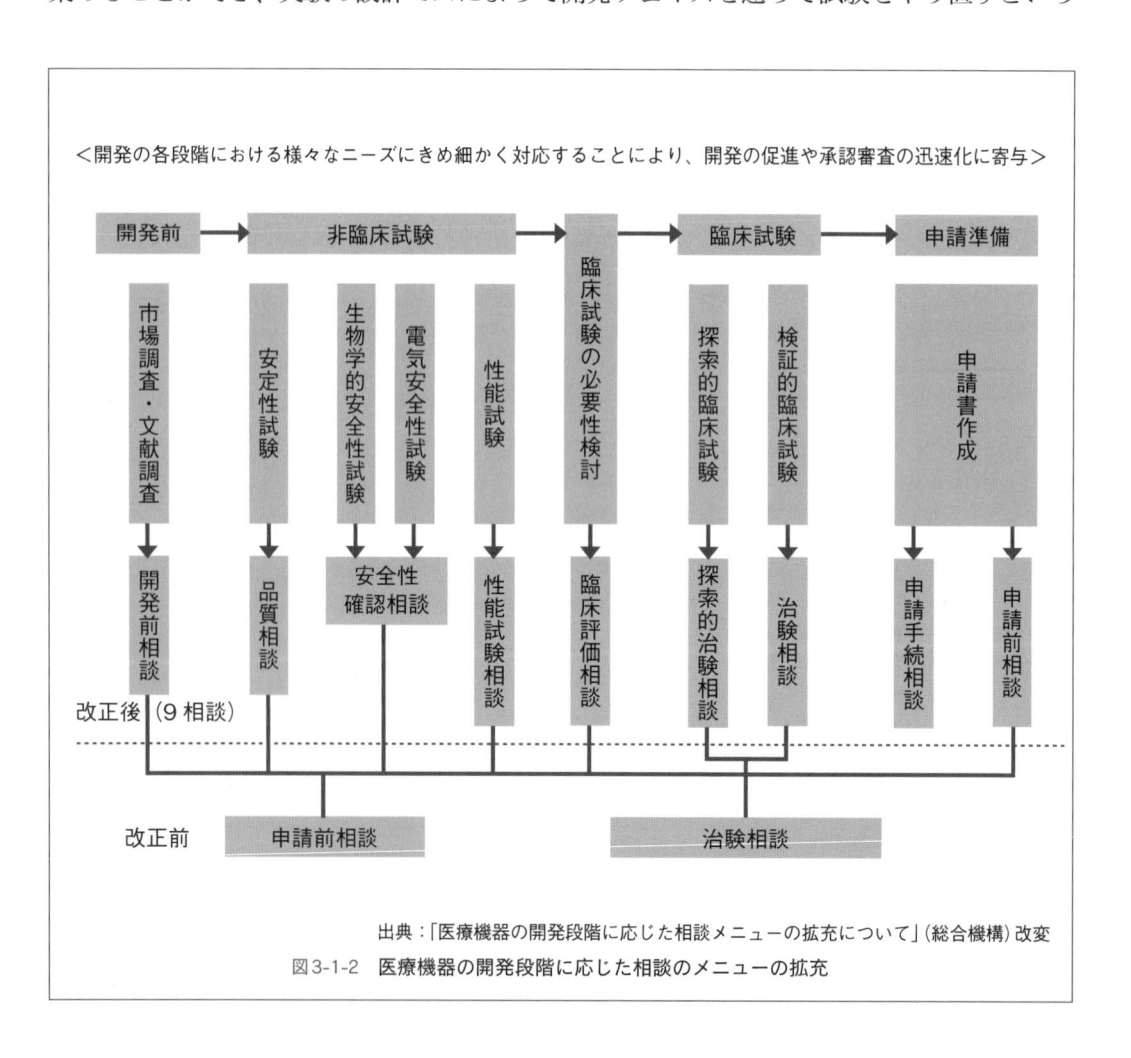

出典：「医療機器の開発段階に応じた相談メニューの拡充について」（総合機構）改変
図3-1-2　医療機器の開発段階に応じた相談のメニューの拡充

た回り道をせずに済む。総合機構の側も、既に何度も相談を受けている案件については理解が進んでいるため、承認申請が出てからの処理を迅速に行うことができるようになるはずだ。

　米国のFDA（Food and Drug Administration：食品医薬品局）が開発の支援に力を入れているのに近い環境が生まれることが期待できる。

(4) 日本における先進的プロジェクト「先端医療開発特区」

　内閣府の経済財政諮問会議が、革新的技術の開発を阻害している要因を克服するため研究資金の特例や規制を担当する部局との並行協議など試行的に行う「革新的技術特区（スーパー特区）」を創設した。従来の行政区域単位の特区でなく、テーマ重視の特区（複数拠点の研究者をネットワークで結んだ複合体）である。

　2008年度に、その第1弾として「先端医療開発特区」が創設され、下記の5つの重点分野に該当するプロジェクトの公募が行われた。

①iPS細胞応用
②再生医療
③革新的な医療機器の開発
④革新的バイオ医薬品の開発
⑤国民健康に重要な治療・診断に用いる医薬品・医療機器の研究開発
　（がん・循環器疾患・精神神経疾患・難病等の重大疾病領域、希少疾病領域その他）

　これらの分野はいずれも医工の連携が必要な分野であり、採択されたプロジェクト（表3-1-1）は、わが国における先進的な取り組みだと言うことができる。

第3章 問題解決へのアプローチ

表3-1-1 「先端医療開発特区」として採択されたプロジェクト

分野※	代表者／機関名	研究体制（申請書に記載された分担研究者の所属する主な機関を5か所例示）	課題名
1	山中伸弥／京都大学	大阪大学・慶応大学・東京大学医科学研究所・東京大学・理化学研究所	iPS細胞医療応用加速化プロジェクト
1	水口裕之／独立行政法人医薬基盤研究所	国立医薬品食品衛生研究所・国立成育医療センター・国立がんセンター・熊本大学・（独）国立病院機構大阪医療センター	ヒトiPS細胞を用いた新規in vitro毒性評価系の構築
2	岡野栄之／慶應義塾大学	東北大学・大阪大学・京都大学・千葉大学	中枢神経の再生医療のための先端医療開発プロジェクト―脊髄損傷を中心に―
2	岡野光夫／東京女子医科大学	国立成育医療センター・長崎大学・大阪大学・東北大学	細胞シートによる再生医療実現プロジェクト
2	高戸毅／東京大学	東京大学・東京大学医科学研究所・大阪大学・京都大学・東京医科歯科大学	先進的外科系インプラントとしての3次元複合再生組織製品の早期普及を目指した開発プロジェクト
2	中島美砂子／国立長寿医療センター	愛知学院大学・長崎大学・（株）スカラテック機械工学・東京医科歯科大学	歯髄幹細胞を用いた象牙質・歯髄再生による新しいう蝕・歯髄炎治療法の実用化
2	西川伸一／先端医療振興財団	（財）医療振興財団・京都府立医科大学・神戸大学・神奈川歯科大学・京都大学	ICRの推進による再生医療の実現
3	蔵本孝一／ナカシマプロペラ株式会社	大阪大学・岡山大学・九州大学・名古屋大学・京都大学	生体融合を可能とする人工関節の患者別受注生産モデルの構築
3	里見進／東北大学	奈良県立医科大学・先端医療振興財団・京都大学・北海道大学・山形大学	社会ニーズに応えるオンリーワン・ナンバーワン医療機器創出プロジェクト
3	白土博樹／北海道大学	癌研究会研究所・兵庫県立粒子線医療センター・東北大学・放射線医学総合研究所・東京大学	「先端放射線治療技術パッケージング」によるミニマムリスク放射線治療機器開発イノベーション
3	砂川賢二／九州大学	国立循環器病センター・高知大学・東京大学・東北大学・金沢大学	日本発の独創的な技術に基づいた情報型先進医療システム開発（革新的な医療機器の開発）
3	永井良三／東京大学	九州大学・東京女子医科大学・慶應義塾大学・早稲田大学・物質材料研究機構	医工連携による先進医療開発実用化プロジェクト
3	橋本信夫／国立循環器病センター	大阪大学・東京大学・東京女子医科大学・京都大学・三重大学	先端的循環器系治療機器の開発と臨床応用、製品化に関する横断的・統合的研究
3	平岡真寛／京都大学	京都大学・東京大学・東京農工大学・大阪大学・（株）キヤノン	イメージング技術が拓く革新的医療機器創出プロジェクト―超早期診断から最先端治療まで―

4	岸本忠三／大阪大学	鹿児島大学・(株)中外製薬・(独)医薬基盤研究所・京都大学	免疫先端医薬品開発プロジェクト─先端的抗体医薬品・アジュバントの革新的技術の開発
4	中村祐輔／東京大学	久留米大学・札幌医科大学・国立がんセンター・東京大学	迅速な創薬化を目指したがんペプチドワクチン療法の開発
4	珠玖洋／三重大学	産業医科大学・岡山大学・東京大学医科学研究所・北海道大学・慶応大学	複合がんワクチンの戦略的開発研究
4	山西弘一／独立行政法人医薬基盤研究所	国立感染症研究所・東京大学医科学研究所・(独)農業・食品産業技術総合研究機構・大阪大学・北海道大学	次世代・感染症ワクチン・イノベーションプロジェクト
5	江角浩安／国立がんセンター東病院	(財)癌研究会・(独)理化学研究所・慶應義塾大学	がん医薬品・医療機器　早期臨床開発プロジェクト
5	田中紘一／先端医療振興財団	神戸大学・京都大学・岩手医科大学・大阪大学・東北大学	消化器内視鏡先端医療開発プロジェクト
3	間賀田泰寛／浜松医科大学	浜松ホトニクス中央研究所・県西部医療センター・関西医科大学・愛知工業大学・(株)アメリオ	メディカルフォトニクスを基盤とするシーズの実用化開発
5	中尾一和／京都大学	国立循環器病センター	難治性疾患を標的とした細胞間シグナル伝達制御による創薬
5	樋口輝彦／国立精神・神経センター	北海道大学・大阪大学・東京工業大学・熊本大学・東京女子医科大学	精神・神経分野における難病の克服に向けた医薬品・医療機器の開発
5	古幡博／東京慈恵会医科大学	国立循環器病センター・帝京大学・(財)神奈川科学技術アカデミー	急性脳梗塞早期系統的治療のための分野横断的診断治療統合化低侵襲システムの開発

出典：内閣府「先端医療開発特区（スーパー特区）採択課題の一覧」(2008年)

※分野 ……1：iPS細胞応用
　　　　　2：再生医療
　　　　　3：革新的な医療機器の開発
　　　　　4：革新的バイオ医薬品の開発
　　　　　5：国民健康に重要な治療・診断に用いる医薬品・医療機器の研究開発

(5) 医療産業の促進は国家的課題

　経済産業省の産業構造審議会産業競争力部会でとりまとめた「産業構造ビジョン2010」（2010〔平成22〕年6月）でも、重点的に強化を行う戦略的5分野のなかに、医療・介護・健康・子育てサービスを挙げている。
　※産業構造ビジョンにおける「戦略的5分野」
　①インフラ関連／システム輸出
　②環境・エネルギー課題解決産業
　③文化産業（ファッション、コンテンツ等）
　④医療・介護・健康・子育てサービス
　⑤先端分野（ロボット、宇宙等）

　2010年6月に閣議決定された「新成長戦略」も「ライフ・イノベーションによる健康大国戦略」を掲げ、2020（平成32）年までに、革新的新薬・医療機器等の開発・実用化と、ドラッグ・ラグ、デバイス・ラグの解消という目標を達成すると謳っている。
　つまり、医療機器や革新的な医療技術を生み出すことは、現在、国家的課題として強く認識されているのだ（表3-1-2）。

表3-1-2　医療機器開発に関する国の施策の流れ

年	内容
2003（平成15）年	医療機器産業ビジョン（厚生労働省）
2004（平成16）年	独立行政法人医薬品医療機器総合機構設立
2007（平成19）年	革新的医薬品・医療機器創出のための5か年戦略（厚生労働省・文部科学省・経済産業省）
2008（平成20）年	医療機器の審査迅速化アクションプログラム（厚生労働省）
2008（平成20）年	新医療機器・医療技術産業ビジョン（厚生労働省）
2008（平成20）年	革新的技術特区（スーパー特区）の第1弾として先端医療開発特区を認定（内閣府経済財政諮問会議）
2010（平成22）年	産業構造ビジョン（経済産業省）で重点分野に位置づけ

筆者作成

2 統合的迅速臨床研究の推進

　基礎研究から実用化までのステップが円滑に進まない状況を打破するため、元京都大学総長、現先端医療振興財団理事長の井村裕夫氏が中心となって、「統合的迅速臨床研究：ICR（Integrative Celerity Research）」を提唱している（以下、独立行政法人科学技術振興機構　研究開発戦略センターが2008〔平成20〕年にとりまとめた報告書より紹介する）。

1　統合的迅速臨床研究（ICR）とは

(1) 研究成果を効率よく実現するための新しい臨床研究の概念・ICR

　ICRは、臨床研究を始めるにあたって目標を明確に設定し、全体を見通して、必要な各ステップを可能な限り統合的（integrative）に、かつ迅速（celerity）に実施する臨床研究全体を言う。

　従来の橋渡し研究（トランスレーショナルリサーチ〔TR〕）が基礎研究から臨床研究の早い段階までを指すことが多いのに対して、ICRは臨床研究の全段階を指しており、実用化を重視していることを特徴とする（図3-2-1）。ここでは、臨床研究の手法のみでなく、それを実施できる基盤の整備まで含んで改革すべき事項を提案する。ICRは、従来の基礎研究から前臨床研究、臨床研究（フェーズ1から3）を経て実用化が承認される時系列的システムを抜本的に改革して、わが国のライフサイエンスにおける研究成果を効率よく実用化するための、新しい臨床研究の概念である。その推進には国を挙げて取り組む必要があり、諸法制度の整備や改革、病院などの臨床研究の現場の改善、国民の意識の改革、科学技術政策の優先順位の変更など重要な政策課題を包含するものである。

　ICRの対象としては、創薬、医療機器開発、医療技術開発（再生医療など）の3つの流れがある。したがって、それぞれの特色と固有の問題をふまえた推進策を講じる必要がある。

　ICRの出発点は基礎研究の成果と、臨床疫学の結果である。臨床疫学とは科学的な手法を用いて、ある病気の臨床事象を集計、解析する学問分野である。それによって開発しようとする医療技術の適用される対象と範囲を予め知ることができ、研究の始めに最終のゴールを決めることが可能となる。たとえばその医療技術が完成すれば、どのような数の

第3章 問題解決へのアプローチ

患者に適用できるのか、企業化を目標とするのか、特定の病院のみで実施するのか、などを決めて計画を立てる。次に臨床研究の各ステップをできるだけ統合して迅速に実施できるよう計画を立てる。臨床研究には国際的な取り決めに基づく規制があり、それを遵守することが必要であるが、最新の医療技術の発展を活用して改善すべき点も少なくない。（中略）またできるだけ早い段階で医療経済学的な分析を行って費用対効果を明らかにすることも、企業化を検討する上で不可欠である。

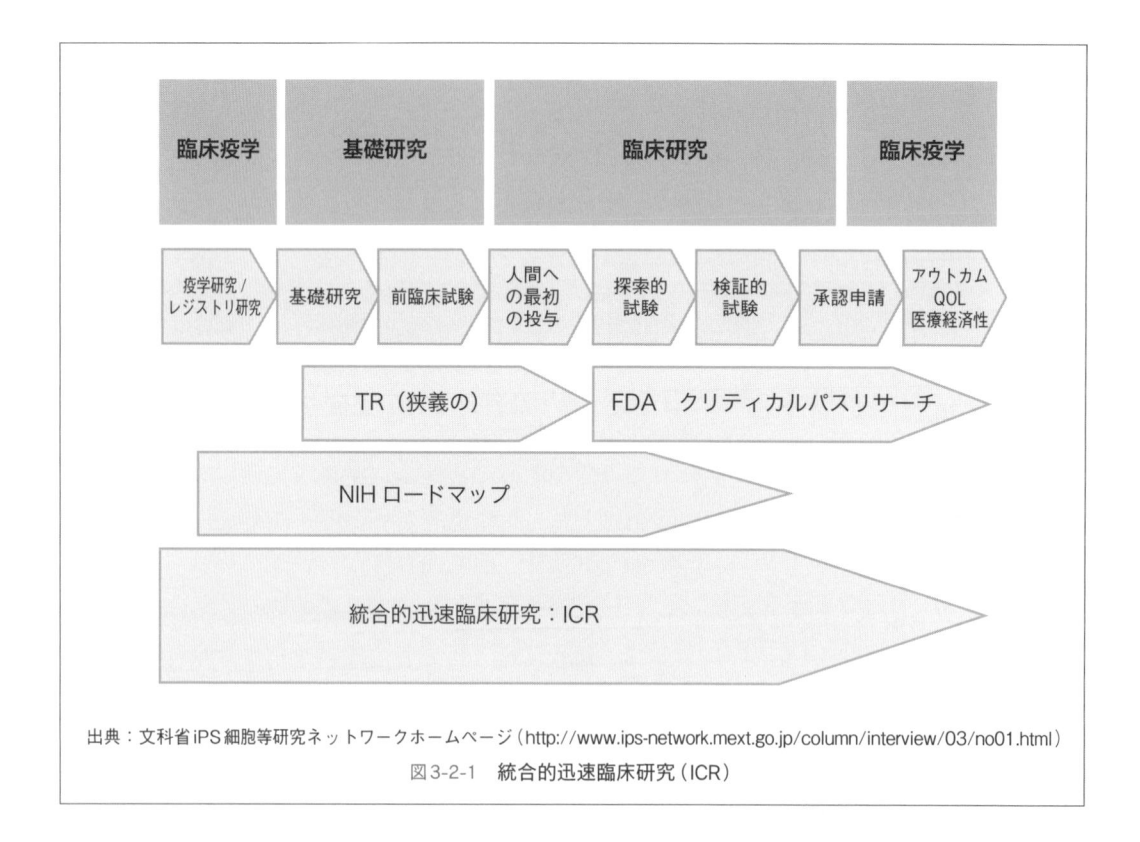

出典：文科省iPS細胞等研究ネットワークホームページ（http://www.ips-network.mext.go.jp/column/interview/03/no01.html）
図3-2-1 統合的迅速臨床研究（ICR）

(2) ICRを推進するために必要なこと

①臨床研究基本法の制定

政府は、わが国における臨床研究の基本方針を明確にし、その推進を図るため、法律の整備を行う。この法律では、臨床研究の重要性、被験者の人権の尊重と保護、新しい医療技術の審査・認可体制の整備と必要な研究費の措置などについて述べるとともに、政府は本部を設置して基本計画を策定し推進する。

②臨床研究の拠点整備、特に臨床研究複合体とネットワークの形成

世界水準の臨床研究を実施するため、わが国に複数の臨床研究複合体を形成する。この複合体は、全国的な臨床研究を支援する臨床研究支援センター、臨床研究を実施する病院、

医療機器・再生医療を含めた先端医療開発研究のためのセンターより構成される。この複合体では人材の育成、産学連携の推進、レギュラトリーサイエンスの研究なども併せて行う。また全国的なネットワークを形成し、全国共同研究を実施する。

③ICR推進のための施策

●臨床研究のための資金の確保

臨床研究には高額の研究費が必要であるので、公的資金を大幅に増やすとともに、民間の資金を導入できるシステムを整備する。また臨床研究を負担できるよう保険制度の改革を検討する。

●臨床研究を推進するための制度の改革

審査認可システムを抜本的に強化し、国際的に整合した臨床研究、治験が可能となるように制度改革を行う。被験者の尊厳と人権を守るため、インフォームドコンセントのあり方、機関倫理委員会（IRB）の質の向上、万一の事故の場合の補償制度などの整備を行う。

●人材育成

臨床研究に強い関心を持ち、それに献身する医師を育成するとともに、その業績を評価する仕組みを検討する。また臨床研究を支援する生物統計家、リサーチナースまたは臨床研究コーディネーター、データマネージャー、システムエンジニアなどの人材を養成する。

3 医工連携を担う人材の育成

1 開発のメインプレーヤーとその支援を行う専門職サポーターをどう育てるか

(1) 臨床研究推進に不可欠な人材像

　医工連携によって医療機器開発などを進めるためには、医師・医学研究者、企業や工学の技術者だけではなく、開発のメインプレーヤーを支えるサポーターとなる専門職が必要となる。前項で述べたICR推進を提言するレポートに示された「臨床研究推進に不可欠な人材」とオーバーラップするので、そのリストを紹介する。

●臨床研究推進に不可欠な人材
・臨床研究を実施する医師
・生物統計家
・レギュラトリーサイエンスの知識を有する人材
・データマネージャー
・治験コーディネーター(CRC)
・ゲノミクスなどの技術に関わる人材
・インフォマティクスに関わる人材
・医工連携を推進する人材(情報科学、ナノバイオロジー、工学)
・知的財産と法務に関わる人材

(2) 人材の受け皿ともなるサポート産業の創出・育成

　米国のメディカルクラスターに見られるような様々なサポート産業の創出・育成も重要だ。開発を担うベンチャーや、医療機器分野への参入を図る中小企業が単独では持つことの難しい部署、専門職をアウトソーシングし、上記の人材の就業先ともなる企業群で、医工連携・医療機器分野を専門とする以下のようなサービスが考えられる。

・ニーズ、シーズの情報収集
・コンサルティング、コーディネート
・市場調査

・部品、部材開発、試作
・動物実験、治験
・国内外への承認申請
・弁理士、弁護士業務
・翻訳
・人材派遣　など

4 クラスターの形成

1 経済産業省が進める「産業クラスター計画」

　経済産業省では、2001（平成13）年度からイノベーションやベンチャー企業を生む産業クラスターの形成を目指し「産業クラスター計画」（http://www.cluster.gr.jp/plan/index.html）を推進している。同省が認定する産業クラスター全国18プロジェクトのうちバイオ分野に特化したものとして、以下のプロジェクトが進行している（表3-4-1）。

　・北海道バイオ産業成長戦略
（https://www.cluster.gr.jp/Action/hokkaidou2.html）
　・首都圏バイオネットワーク
（https://www.cluster.gr.jp/Action/kanto7.html）
　・東海バイオものづくり創生プロジェクト
（https://www.cluster.gr.jp/Action/chubu2.html）
　・関西バイオクラスタープロジェクト
（https://www.cluster.gr.jp/Action/kinki2.html）
　・九州地域バイオクラスター計画
（https://www.cluster.gr.jp/Action/kyushu3.html）

表3-4-1 「産業クラスター計画」におけるバイオ分野のクラスター例

名称	北海道バイオ産業成長戦略	首都圏バイオネットワーク
目的	バイオ産業と地域経済の好循環を目指して	バイオベンチャー企業のチャンス発見の場を創生
概要	北海道バイオ産業成長戦略は、北海道が強みを有する農林水産物・食品等とバイオ産業の融合を図り、地域産業の競争力強化を目指す。重点分野を「健康・医療」に設定し、道内の大学・研究機関が有するバイオテクノロジーの先端的研究開発シーズや豊富な天然資源を活用し、「機能性食品・化粧品」「医療・医薬」「研究支援」分野などから、世界に通用する企業群の創出を図る。	広域関東圏（関東甲信越静）に多数存在するバイオ産業の最先端の研究機関、大学、企業の連携を深化させ、創薬、バイオインフォマティクス（DNA解析ソフト等）、バイオケミカル（アミノ酸等）等、バイオテクノロジー分野でベンチャー企業のチャンス発見の場を創生し、国際競争力を有するバイオベンチャーの育成を図る。
重点産業分野	「健康・医療」（機能性食品・化粧品、創薬・医薬、研究支援ビジネス）	医療（創薬、医療機器等）、バイオプロセス（微生物の産業利用）、バイオツール・情報（バイオインフォマティックス・機器）
対象地域	北海道全域	首都圏（東京、横浜、千葉、つくば、静岡東部等を中心とする1都10県）
推進組織	北海道バイオ産業クラスター・フォーラム URL:http://www.noastec.jp/biocluster/cgi-bin/index.cgi (財)北海道科学技術総合振興センター TEL:011-708-6392　FAX:011-747-1911	首都圏バイオネットワーク URL: http://www.shutoken-bio.net/ (財)バイオインダストリー協会 TEL:03-5541-2731　FAX:03-5541-2737
連携する拠点組織	(財)函館地域産業振興財団、(財)十勝圏振興機構、NPO法人北海道バイオ産業振興協会	(株)つくば研究支援センター、(財)千葉県産業振興センター、(財)木原記念横浜生命科学振興財団、(財)しずおか産業創造機構ファルマバレーセンター

第3章 問題解決へのアプローチ

表3-4-1 「産業クラスター計画」におけるバイオ分野のクラスター例（続き）

名称	東海バイオものづくり創生プロジェクト	関西バイオクラスタープロジェクト	九州地域バイオクラスター計画
目的	バイオものづくりの実用化拠点の形成を目指す	世界に比肩する関西バイオクラスターの形成を目指す	安全・安心なフード・健康アイランド九州の構築へ
概要	東海地域における産学官の人的ネットワークを拡充するとともに、①大学・研究シーズを活用したベンチャーの創出、②地域の既存バイオ企業の新事業創出、③地域のものづくり企業のバイオ分野への進出、の3点を促進し、新たな産業の柱としてバイオ関連産業の集積地「バイオものづくり実用化拠点」の形成を図る。	大学・研究機関、関連産業の分厚い集積を活用し、創薬・再生医療分野、先端解析機器分野、ものづくりバイオ（バイオプロセス・環境・食）分野において国内外の取り組みと連携しながら多様・多層なクラスター形成を図り、世界のバイオクラスターに比肩する「関西バイオクラスター」の形成を目指す。	機能性食品・健康食品分野における研究開発・量産化拠点の構築を目指す。
重点産業分野	医療用機械器具及び診断・分析関連、機能性食品関連、環境バイオ関連	創薬・再生医療、先端解析機器、ものづくりバイオ（バイオプロセス・環境・食）	機能性食品・健康食品及びそれをサポートするバイオ産業
対象地域	愛知県、岐阜県、三重県を中心とする東海地域	近畿地域全域（福井県、滋賀県、京都府、大阪府、兵庫県、奈良県、和歌山県）	九州全域（福岡県、佐賀県、長崎県、熊本県、大分県、宮崎県、鹿児島県）
推進組織	NPO法人バイオものづくり中部 URL:http://www.bioface.or.jp/ TEL:052-747-6388 FAX:052-788-6002	NPO法人近畿バイオインダストリー振興会議 URL:http://kinkibio.com TEL:06-6459-6795 FAX:06-6447-7011	九州地域バイオクラスター推進協議会 URL:http://kyushu-bio.jp/ （財）くまもとテクノ産業財団 TEL:096-289-3116 FAX:096-286-3929
連携する拠点組織	(株)三重ティーエルオー（みえ医療・健康・福祉産業クラスター）	長浜バイオ大学、（財）京都高度技術研究所、大阪商工会議所、（財）千里ライフサイエンス振興財団、（財）先端医療振興財団	

第4章
医工連携をどう進めるか～神戸医療産業都市の試みから～

1. 先駆的取り組みとしての神戸国際フロンティアメディカルセンター構想
2. 神戸国際医療交流財団
3. 神戸国際フロンティアメディカルセンター病院（KIFMEC）
4. 国際医療開発センター
5. オープンプラットフォームの実現
6. 国際医療交流
7. 人材の確保と育成
8. 資金調達と情報の収集・分析・発信
9. 神戸国際フロンティアメディカルセンター構想の将来像

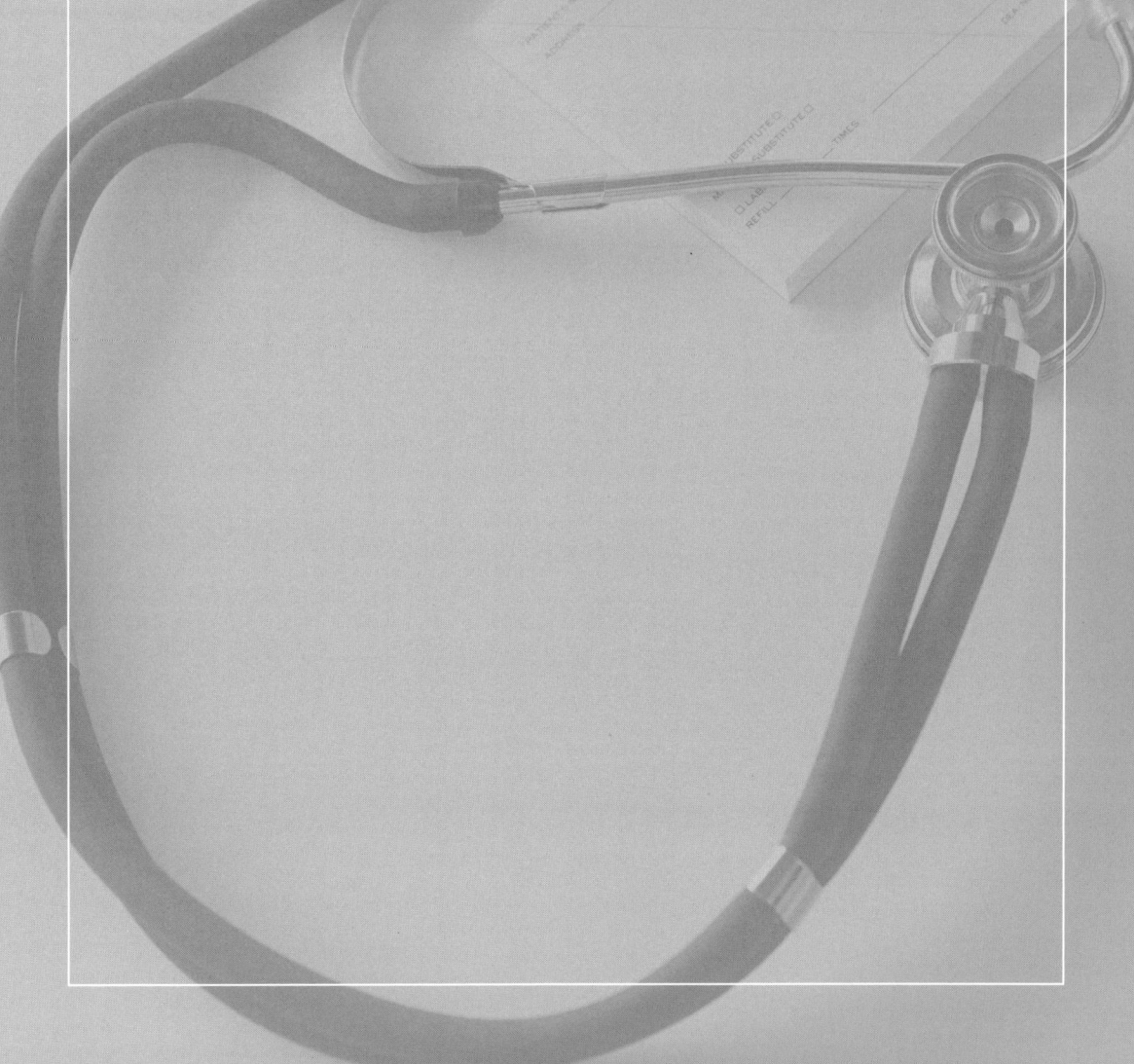

第4章　医工連携をどう進めるか～神戸医療産業都市の試みから～

1 先駆的取り組みとしての神戸国際フロンティアメディカルセンター構想

　私は現在、メディカルクラスターの1つとして発展している神戸医療産業都市で医工連携によるイノベーションを創出するための取り組みを進めている。

　第1章で述べた多種多様な課題を乗り越え、医工連携を機能させるために必要な施設、組織、環境をここに実現するのが目標だ。このプロジェクトを紹介することで、私が考える医工連携のあるべき姿を明らかにしたい。

1　医工連携は目的ではなく、イノベーションを生み出すための手段

(1) わが国屈指のメディカルクラスター・神戸医療産業都市

　私たちのプロジェクトについて語る前に、神戸医療産業都市について紹介しておこう。

　神戸医療産業都市構想は、神戸市が中心となり「市民の健康・福祉の向上」「神戸経済の活性化」「国際社会への貢献」の3つを目標として医療関連産業の集積を図るもので、1998（平成10）年に検討が開始された。国のバックアップもあり、2003（平成15）年には先端医療センター（IBRI）、理化学研究所発生・再生科学総合研究センター（CDB）、神戸臨床研究情報センター（TRI）が開設。その後も続々と中核施設がオープンし、2010（平成22）年12月の時点で11の中核施設、191社・団体の医療関連企業が集積している（表4-1-1、図4-1-1）。

　2006（平成18）年にすぐ近くに神戸空港がオープンし、さらに、理化学研究所のスーパーコンピュータの整備事業が2012（平成24）年の供用開始を目指して進められている。

　前章で紹介したように、わが国では全国各地でメディカルクラスターを形成するプロジェクトが進められているが、神戸医療産業都市の集積度は他のクラスターを一歩先んじており、わが国屈指のメディカルクラスターと言えるだろう。

表4-1-1 神戸医療産業都市における11の中核施設(整備中を除く)

名称	機能・役割
先端医療センター(IBRI)	基礎から臨床への橋渡し研究(トランスレーショナルリサーチ:TR)機能を担う中核施設。医療機器等の研究開発、医薬品等の臨床研究支援(治験)、再生医療等の臨床応用を行う。
理化学研究所 発生・再生科学総合研究センター(CDB)	発生・再生領域における世界的研究機関として生命の統合的理解のための、発生・再生システムの解明や、細胞治療・組織再生などの再生医療を促進するための基礎的・モデル的研究を推進する。
神戸臨床研究情報センター(TRI)	基礎研究から臨床応用の橋渡し(トランスレーショナルリサーチ:TR)を推進するための情報拠点として、わが国で初めて整備された研究施設。
神戸バイオメディカル創造センター(BMA)	特殊な設備を整備することで、バイオベンチャーや再生医療関連の企業を支援する中核施設(細胞培養センター、動物実験施設、RIラボ)。
神戸バイオテクノロジー研究・人材育成センター／神戸大学インキュベーションセンター	バイオテクノロジーの分野における先端・融合領域の研究や人材育成を特定の研究領域や大学に限定されない新しい形態により実施するための拠点。また、神戸大学発ベンチャー企業の育成を行うインキュベーションセンターを併設。
神戸医療機器開発センター(MEDDEC)	カテーテルやステント、内視鏡・腹腔鏡などを用いた患者さんの負担の少ない低侵襲治療および新しい治療技術や器具の評価・改良・普及を推進し、医療機器分野における新事業の創出を促進するレンタルラボ・オフィス。
神戸健康産業開発センター(HI-DEC)	実験機器・健康福祉関連企業等が入居するレンタルラボ・オフィス(バイオ実験機器〔DNAチップ、細胞分離装置等〕、診断・予防機器、健康機器、食品開発)。
理化学研究所 分子イメージング科学研究センター(CMIS)	PETを中心としたイメージング技術を活用し、生物が生きた状態のまま、体内の生体分子の動きや働きを画像として捉える研究を推進し、創薬期間の短縮とコスト削減を図るなど、創薬プロセスの革新を目指す。
神戸国際ビジネスセンタービル(KIBC)	WAM(Warehouse:倉庫、Assembly:組立、Manufacturing:製造)スペース、研究・開発用のラボスペースとオフィスが1つのビル内に配置され、研究・開発や製造、営業、流通、事務管理等、多様な業務を集約することが可能。
神戸キメックセンタービル(KIMEC)	ポートアイランド(第2期)のまちづくりを先導する高度情報化社会に対応したインテリジェンスビル。オフィススペースとは別に各種バイオ実験に対応したウェットラボを有する。
神戸インキュベーションオフィス(KIO)	ベンチャー企業などの進出拠点として整備されたテナントビル。
神戸ハイブリッドビジネスセンター(仮称:整備中)	新たなラボ需要に対応するため、中・大規模の需要にも対応できるレンタルラボの整備。地元中小企業や進出企業・研究機関同士の交流、融合を目的とした交流スペースや、託児需要など進出企業・研究機関等の操業環境向上のニーズに対応できる多目的スペースを設置。

出典:神戸医療産業都市パンフレット
(http://www.city.kobe.lg.jp/information/project/iryo/img/riben-map2.pdf)

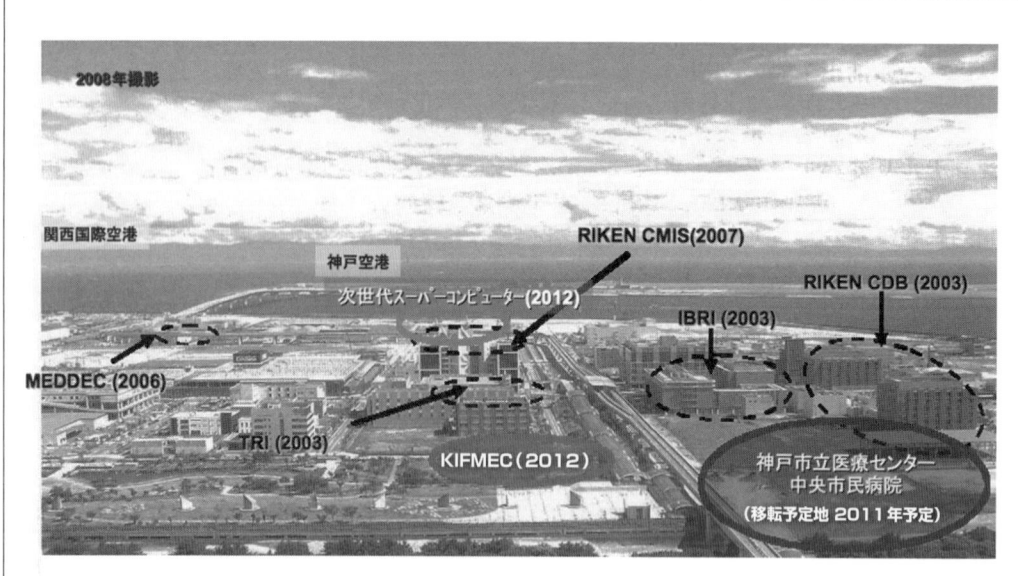

第4章 医工連携をどう進めるか～神戸医療産業都市の試みから～

RIKEN CDB：理化学研究所発生・再生科学総合研究センター
IBRI：先端医療センター
TRI：神戸臨床研究情報センター
MEDDEC：神戸医療機器開発センター
RIKEN CMIS：理化学研究所分子イメージング科学研究センター
KIFMEC：神戸国際フロンティアメディカルセンター

出典：神戸医療産業都市構想研究会 神戸医療産業都市構想パンフレットより抜粋

図4-1-1　神戸医療産業都市主要施設

(2) 医療におけるすべての分野でイノベーションを

　医工連携が生まれ・育つのに恵まれた環境が整いつつあるこの地で、さらにその動きを加速させるアクセルの役目を果たすのが、私たちが進める「神戸国際フロンティアメディカルセンター構想」である。

　多くの方から、「医工連携の先駆的な取り組み」という評価をいただき、期待と注目を集めている。だが、初めにお断りしておきたいのだが、この構想は医工連携によって新しい医療機器を生み出すことだけを目的としているのではない。

　我々の目標は、医療におけるすべての分野でイノベーションを創出することである。そこには治療技術だけでなく、サービスやマネジメント、環境への配慮なども含まれ、もちろん医工連携の成果による医療機器の開発も重要な使命の1つとして位置づけられる。さらに国内外への技術移転や医療国際交流、医療と医療産業に関わるあらゆる人材の育成・輩出も目指す。

　たとえば患者サービスの向上や病院経営の合理化をもたらすのは、工の領域である情報

技術（IT）であるかもしれないし、新しいマネジメント理論かもしれない。医工連携は目的ではなく、イノベーションを生み出す手段の1つなのである（図4-1-2、図4-1-3）。

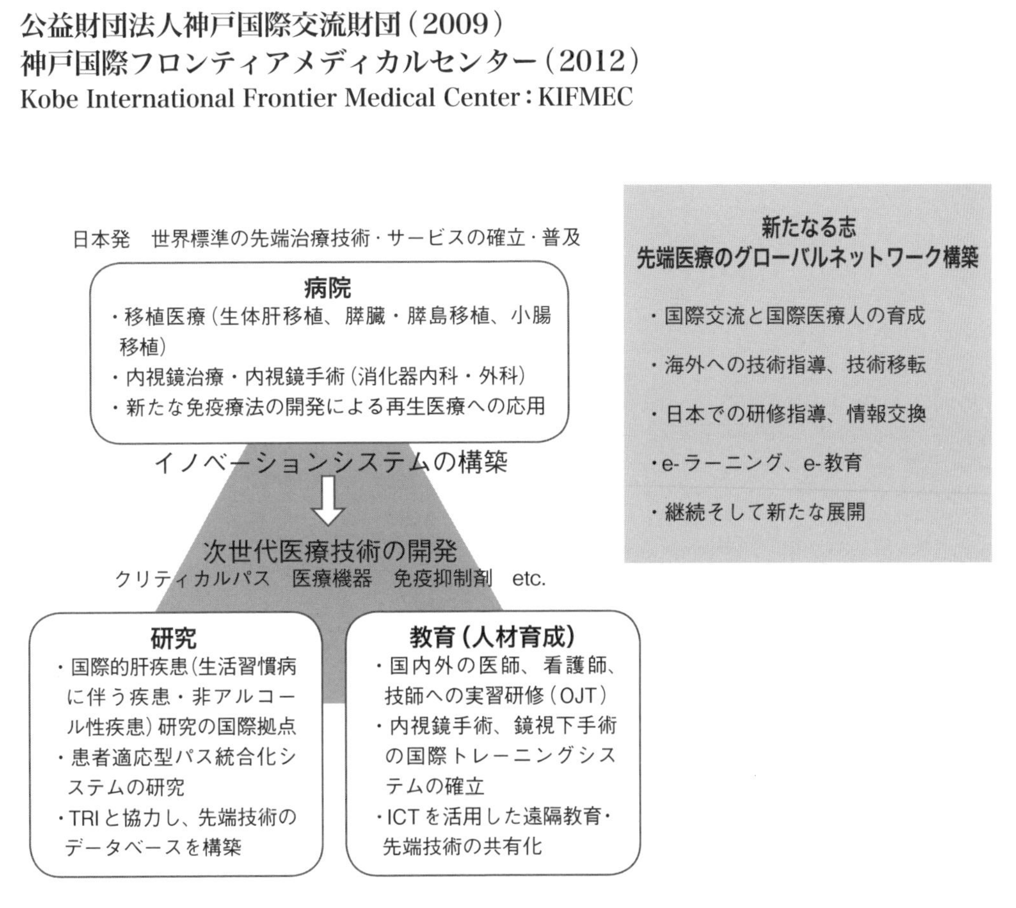

公益財団法人神戸国際交流財団（2009）
神戸国際フロンティアメディカルセンター（2012）
Kobe International Frontier Medical Center：KIFMEC

日本発　世界標準の先端治療技術・サービスの確立・普及

病院
・移植医療（生体肝移植、膵臓・膵島移植、小腸移植）
・内視鏡治療・内視鏡手術（消化器内科・外科）
・新たな免疫療法の開発による再生医療への応用

イノベーションシステムの構築
↓
次世代医療技術の開発
クリティカルパス　医療機器　免疫抑制剤　etc.

研究
・国際的肝疾患（生活習慣病に伴う疾患・非アルコール性疾患）研究の国際拠点
・患者適応型パス統合化システムの研究
・TRIと協力し、先端技術のデータベースを構築

教育（人材育成）
・国内外の医師、看護師、技師への実習研修（OJT）
・内視鏡手術、鏡視下手術の国際トレーニングシステムの確立
・ICTを活用した遠隔教育・先端技術の共有化

新たなる志
先端医療のグローバルネットワーク構築
・国際交流と国際医療人の育成
・海外への技術指導、技術移転
・日本での研修指導、情報交換
・e-ラーニング、e-教育
・継続そして新たな展開

筆者作成

図4-1-2　**神戸国際フロンティアメディカルセンター構想**

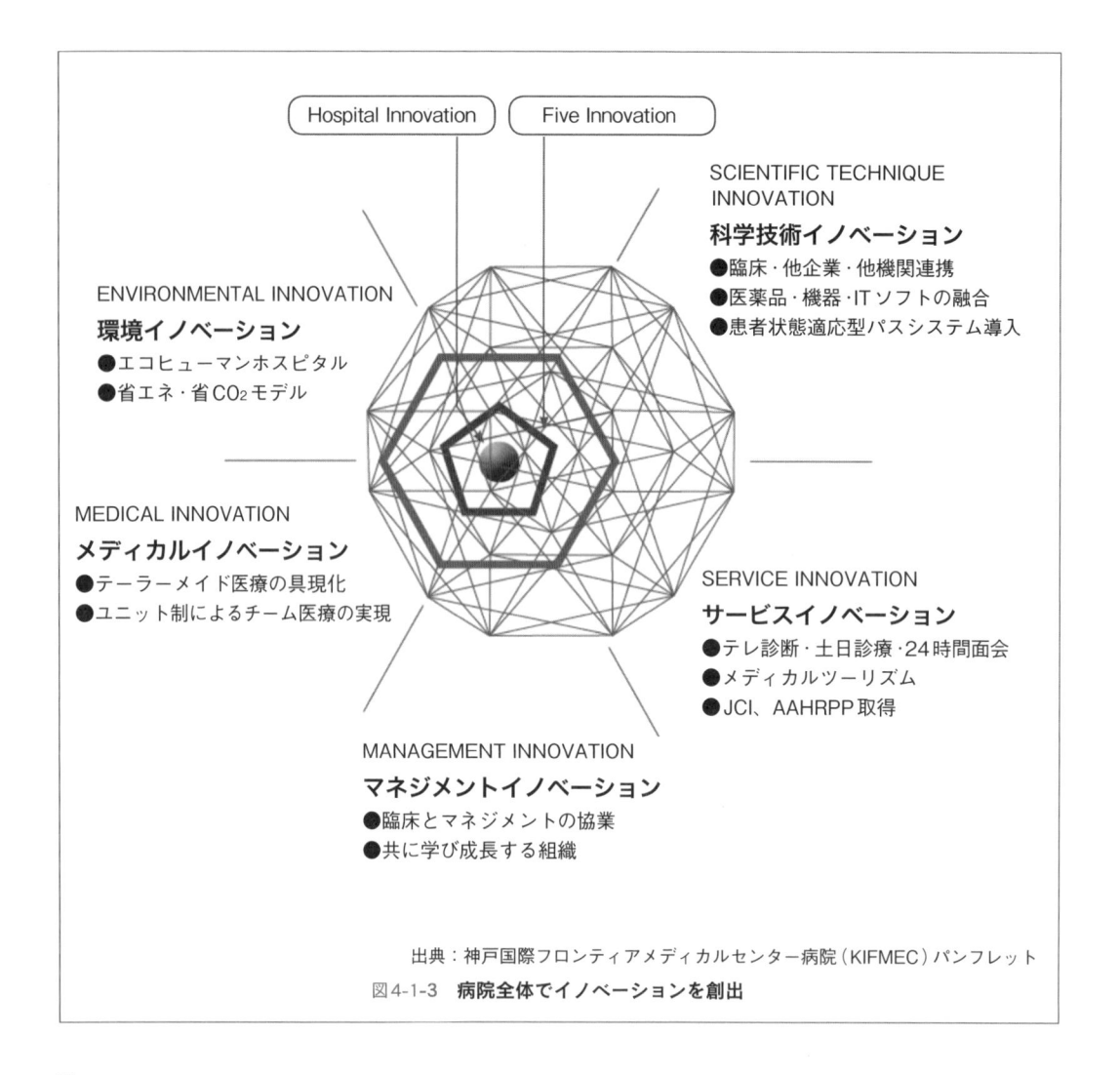

第4章 医工連携をどう進めるか～神戸医療産業都市の試みから～

```
                    Hospital Innovation    Five Innovation

                                           SCIENTIFIC TECHNIQUE
                                           INNOVATION
                                           科学技術イノベーション
                                           ●臨床・他企業・他機関連携
    ENVIRONMENTAL INNOVATION               ●医薬品・機器・ITソフトの融合
    環境イノベーション                         ●患者状態適応型パスシステム導入
    ●エコヒューマンホスピタル
    ●省エネ・省CO₂モデル


    MEDICAL INNOVATION
    メディカルイノベーション
    ●テーラーメイド医療の具現化            SERVICE INNOVATION
    ●ユニット制によるチーム医療の実現       サービスイノベーション
                                           ●テレ診断・土日診療・24時間面会
                                           ●メディカルツーリズム
                                           ●JCI、AAHRPP取得

                    MANAGEMENT INNOVATION
                    マネジメントイノベーション
                    ●臨床とマネジメントの協業
                    ●共に学び成長する組織
```

出典：神戸国際フロンティアメディカルセンター病院（KIFMEC）パンフレット
図4-1-3　病院全体でイノベーションを創出

■(3) 神戸国際フロンティアメディカルセンター構想における事業スキーム

　読者の理解を助けるためにこの構想の事業スキームを紹介しておく。

　神戸国際フロンティアメディカルセンター構想は、医療法人神戸国際フロンティアメディカルセンター病院（KIFMEC）、国際医療開発センター、神戸医療機器開発センター（MEDDEC）の3施設からなる。

　プロジェクトの推進団体である公益財団法人神戸国際医療交流財団が別項で後述する様々な事業の1つとして国際医療開発センターの運営を行う。国際医療開発センターの整備は神戸国際医療交流財団が行っている。MEDDECは中小企業基盤整備機構によって整備された施設で、今後連携する予定になっている。医療法人であるKIFMECは財団とは別に独立した運営となる（図4-1-4）。

先駆的取り組みとしての神戸国際フロンティアメディカルセンター構想 ❶

出典：神戸国際フロンティアメディカルセンター病院（KIFMEC）パンフレット

図4-1-4　**神戸国際フロンティアメディカルセンターにおける事業スキーム（案）**

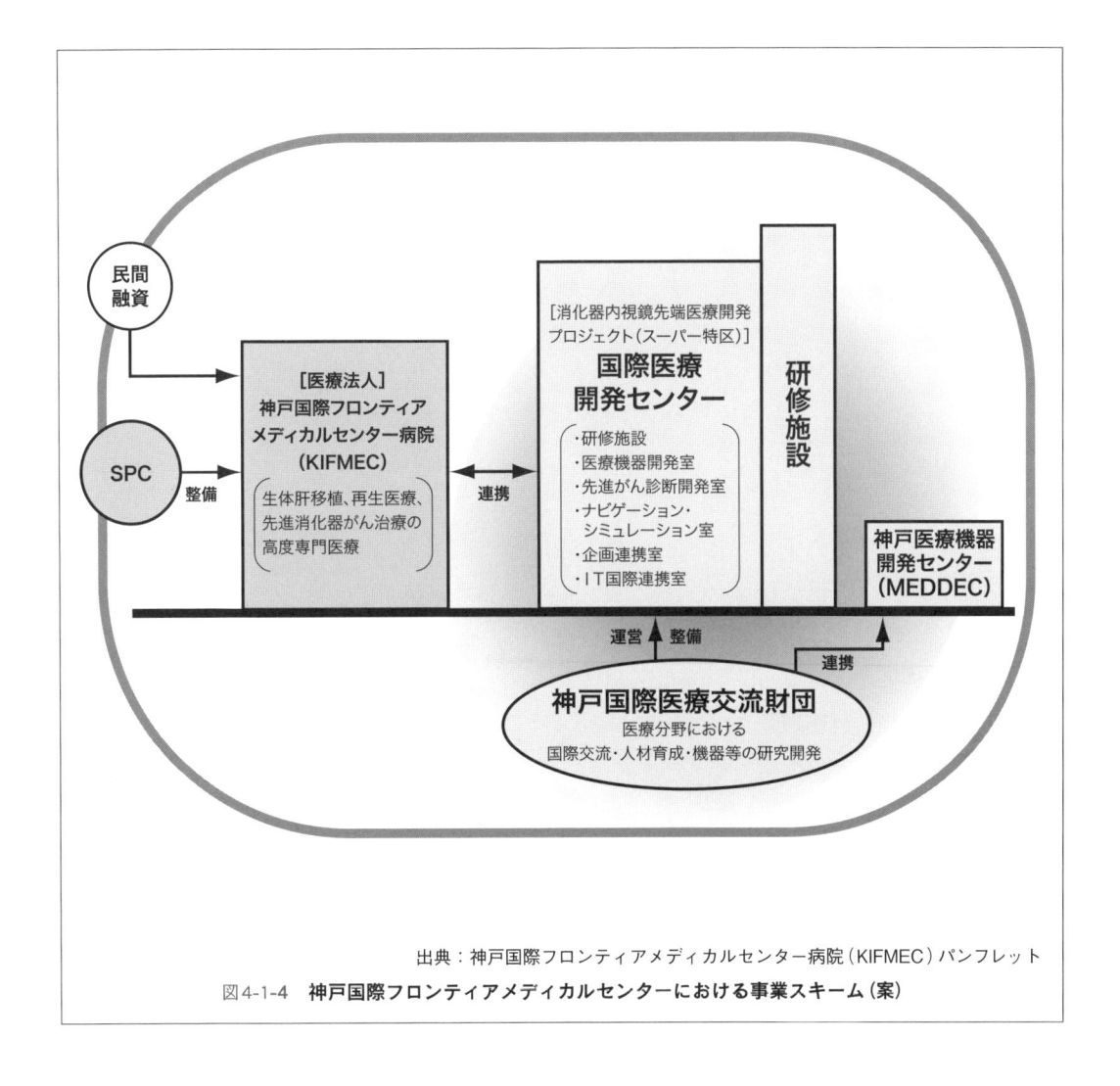

2 神戸国際医療交流財団

　神戸国際医療交流財団の目的は、日本の優れたものづくり技術を結集し、臨床現場のニーズを取り入れながら、先端医療機器および最新医療技術を生み出し、海外へと発信すること。そのための活動は以下の7つである（詳しくは後述）。
（1）産学連携による医療機器開発のためのオープンプラットフォーム構築
（2）臨床現場力活用による先端的医療機器の開発と実用化の促進
（3）先端医療機器・医療技術の開発と普及の国際拠点構築
（4）国内外医療機関・研究施設との連携促進
（5）多文化共生によるグローバルな人材の育成
（6）調査・研究・情報収集
（7）医療支援システム開発・普及
　国際的な人材育成や国内外の医療機関との連携まで含む包括的な取り組みが、医工連携の取り組みを支援し、さらに国内外での市場化に結びつける装置となると考えている。

1 国内外での市場化をめざし、日本で、そして海外で

(1) 産学連携による医療機器開発のためのオープンプラットフォーム構築

　米国など医療産業先進国で見られる効率的な産学連携リレーによる医療機器開発、つまり「アイデアの創出・研究は大学、研究機関、病院、ベンチャー企業」、「インキュベーション・開発は中小企業」、「製品化は大企業」という流れを生み出し、出口の見える医療機器開発と普及のプラットフォームを構築する（図4-2-1）。

(2) 臨床現場力活用による先端的医療機器の開発と実用化の促進

　医療機器開発においては、最終的にその受益者となる患者メリット・安全面と臨床現場での実用面などの「開発の妥当性の実証（POC：Proof of Concept Study）」が重要である。そのため、神戸国際フロンティアメディカルセンター病院（KIFMEC）との連動による臨床現場力を活用し、医療機器開発の加速化、技術移転の促進、海外企業と日本企業との連携などを実現する（図4-2-2）。

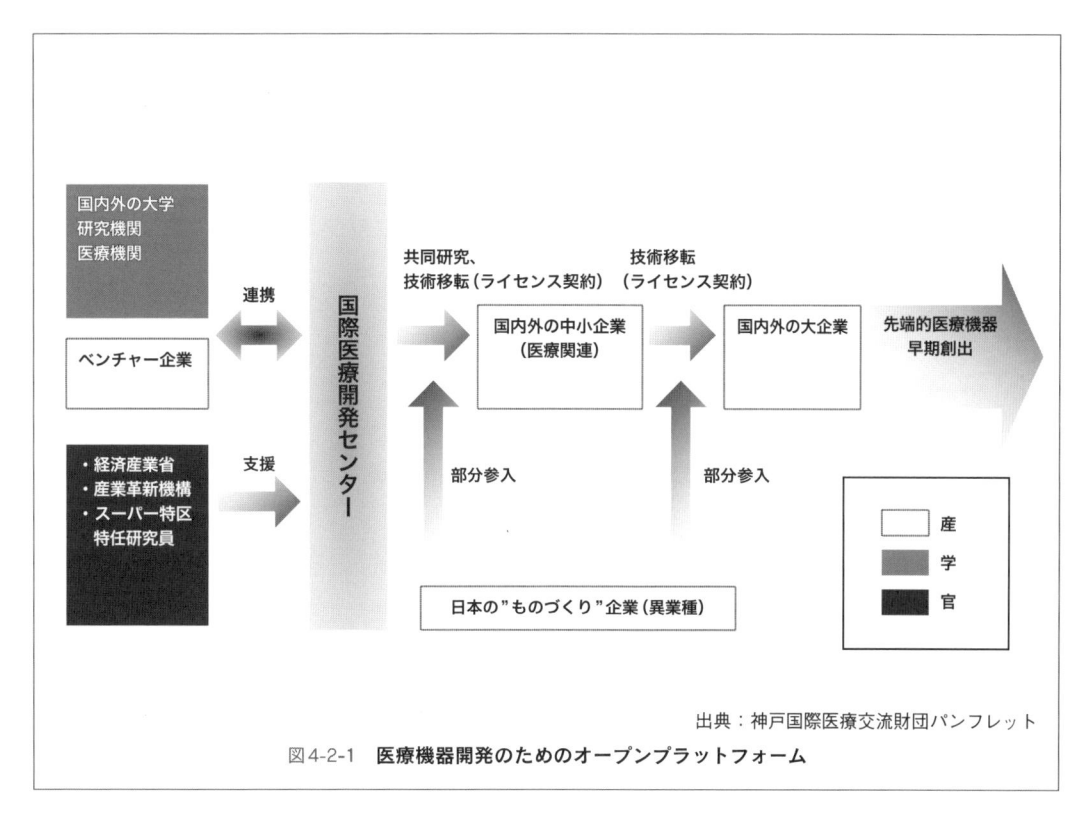

神戸国際医療交流財団 ❷

出典：神戸国際医療交流財団パンフレット

図4-2-1　医療機器開発のためのオープンプラットフォーム

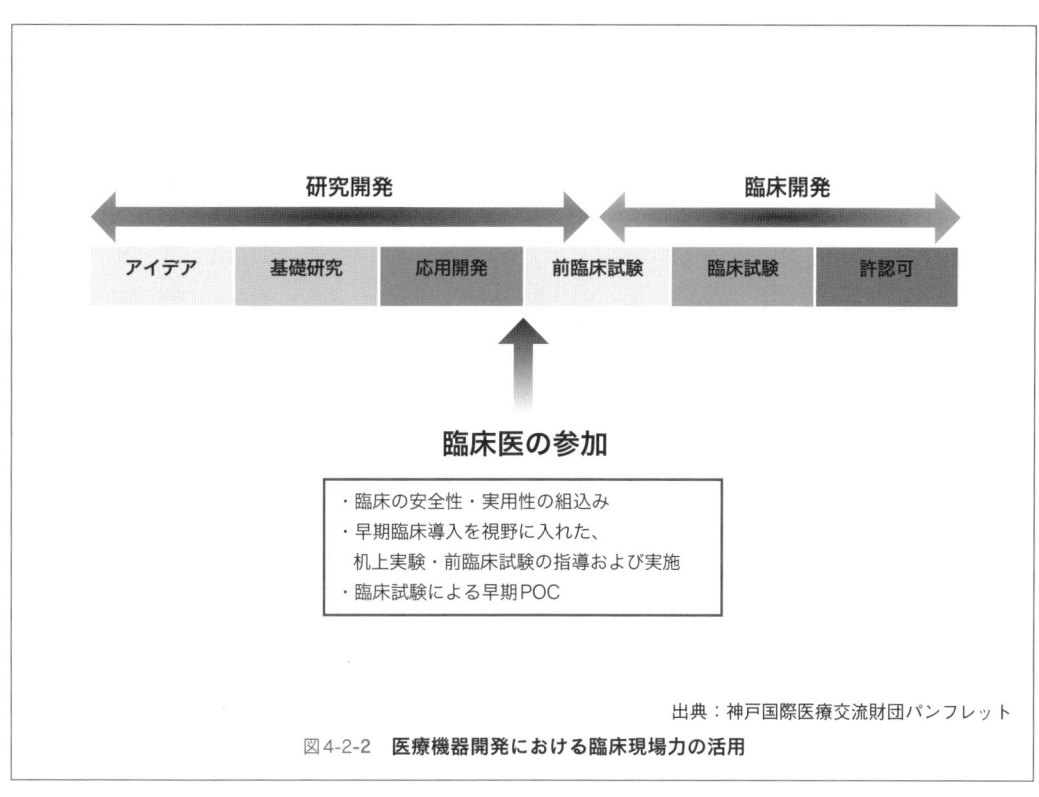

出典：神戸国際医療交流財団パンフレット

図4-2-2　医療機器開発における臨床現場力の活用

第4章 医工連携をどう進めるか～神戸医療産業都市の試みから～

(3) 先端医療機器・医療技術の開発と普及の国際拠点構築

わが国の高度な医療技術を世界に紹介し、世界の医療技術向上のための活動を行う（図4-2-3）。

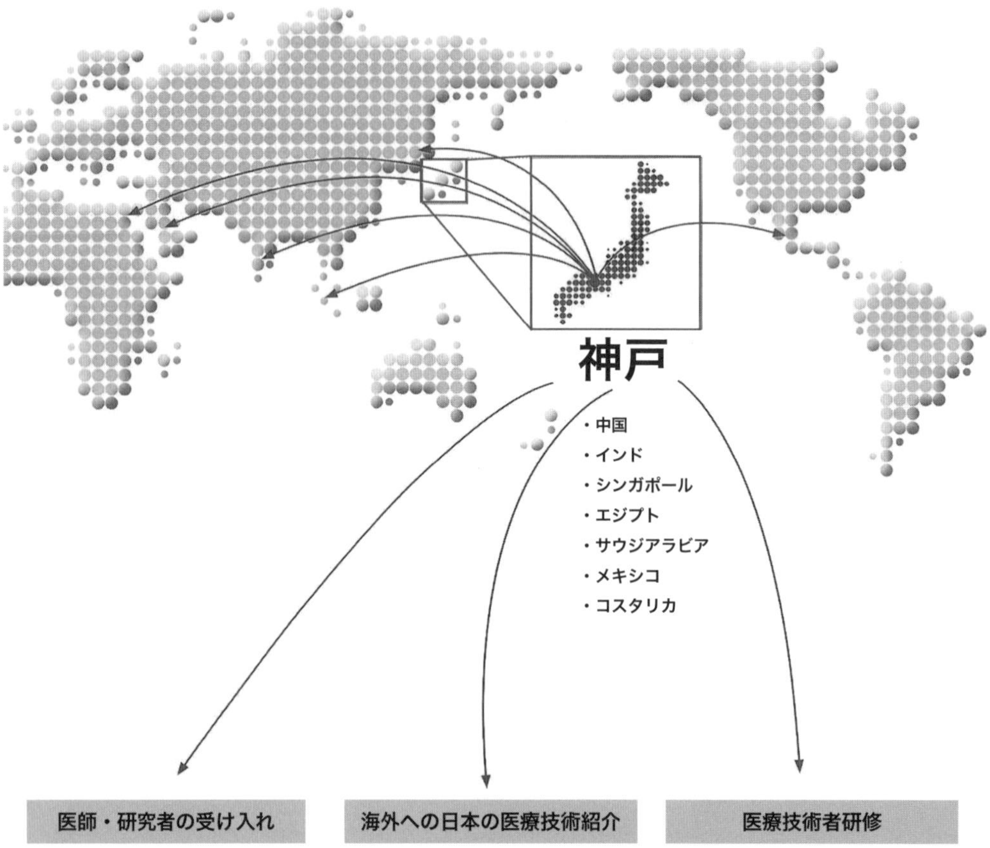

・中国
・インド
・シンガポール
・エジプト
・サウジアラビア
・メキシコ
・コスタリカ

医師・研究者の受け入れ　　海外への日本の医療技術紹介　　医療技術者研修

出典：神戸国際医療交流財団パンフレット

図4-2-3　先端医療機器・医療技術の開発と普及

(4) 国内外医療機関・研究施設との連携促進

国内外の医療機関等との技術連携機会を増強し、共同研究や医療技術交流を通じて、より一層強固なネットワークを構築する（図4-2-4）。

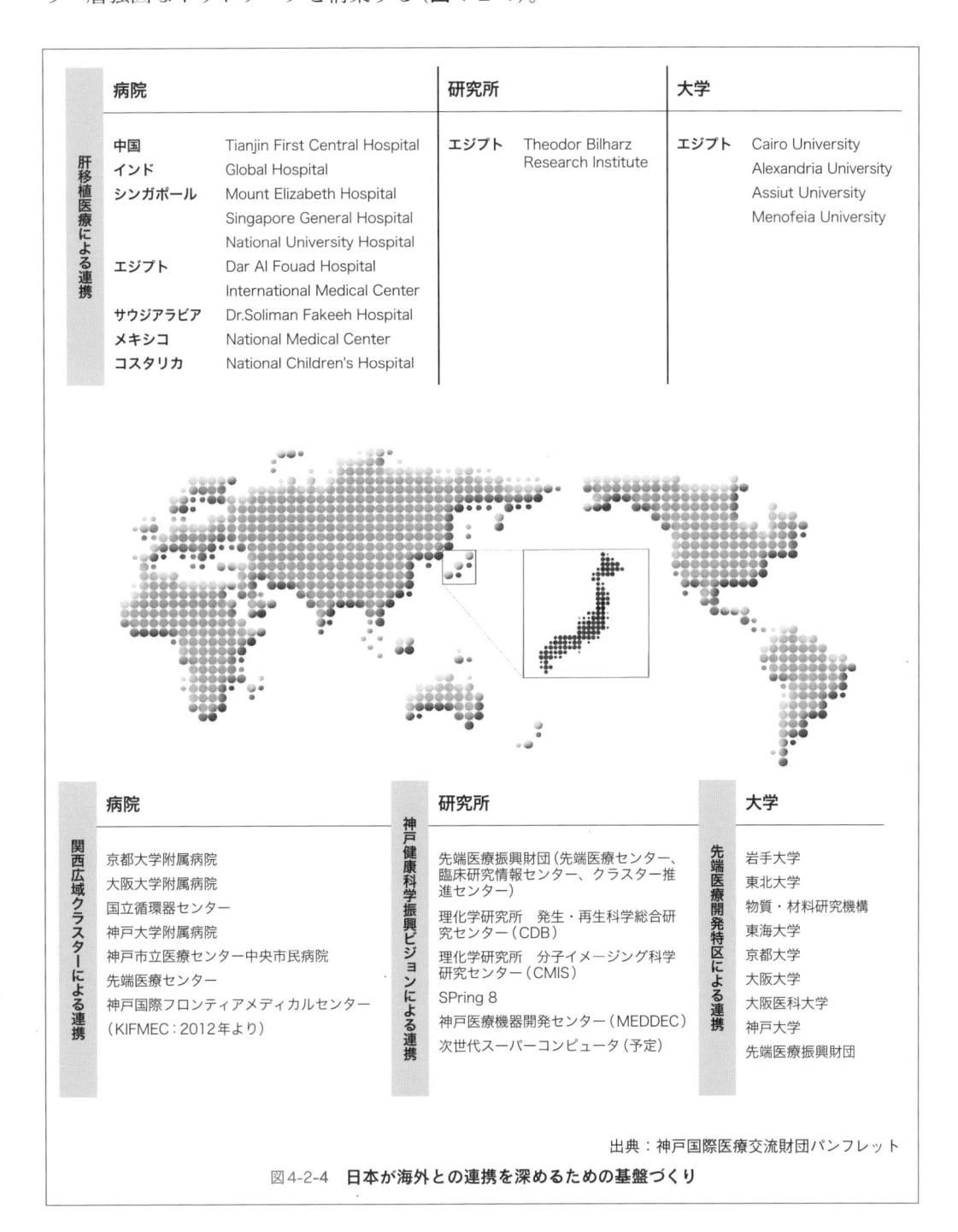

肝移植医療による連携

	病院		研究所		大学
中国	Tianjin First Central Hospital	エジプト	Theodor Bilharz Research Institute	エジプト	Cairo University
インド	Global Hospital				Alexandria University
シンガポール	Mount Elizabeth Hospital				Assiut University
	Singapore General Hospital				Menofeia University
	National University Hospital				
エジプト	Dar Al Fouad Hospital				
	International Medical Center				
サウジアラビア	Dr.Soliman Fakeeh Hospital				
メキシコ	National Medical Center				
コスタリカ	National Children's Hospital				

関西広域クラスターによる連携（病院）
- 京都大学附属病院
- 大阪大学附属病院
- 国立循環器センター
- 神戸大学附属病院
- 神戸市立医療センター中央市民病院
- 先端医療センター
- 神戸国際フロンティアメディカルセンター（KIFMEC：2012年より）

神戸健康科学振興ビジョンによる連携（研究所）
- 先端医療振興財団（先端医療センター、臨床研究情報センター、クラスター推進センター）
- 理化学研究所　発生・再生科学総合研究センター（CDB）
- 理化学研究所　分子イメージング科学研究センター（CMIS）
- SPring 8
- 神戸医療機器開発センター（MEDDEC）
- 次世代スーパーコンピュータ（予定）

先端医療開発特区による連携（大学）
- 岩手大学
- 東北大学
- 物質・材料研究機構
- 東海大学
- 京都大学
- 大阪大学
- 大阪医科大学
- 神戸大学
- 先端医療振興財団

出典：神戸国際医療交流財団パンフレット

図4-2-4　**日本が海外との連携を深めるための基盤づくり**

(5) 多文化共生によるグローバルな人材の育成

　国内外医療関係者を対象に、高度先端医療機器を臨床現場で有効かつ安全に活用できるトレーニング・プログラムを企画・運営する。また、国内外の大学・病院・研究所との積極的な人材交流で、先端技術を共有するグローバルな人材を育成する（図4-2-5）。

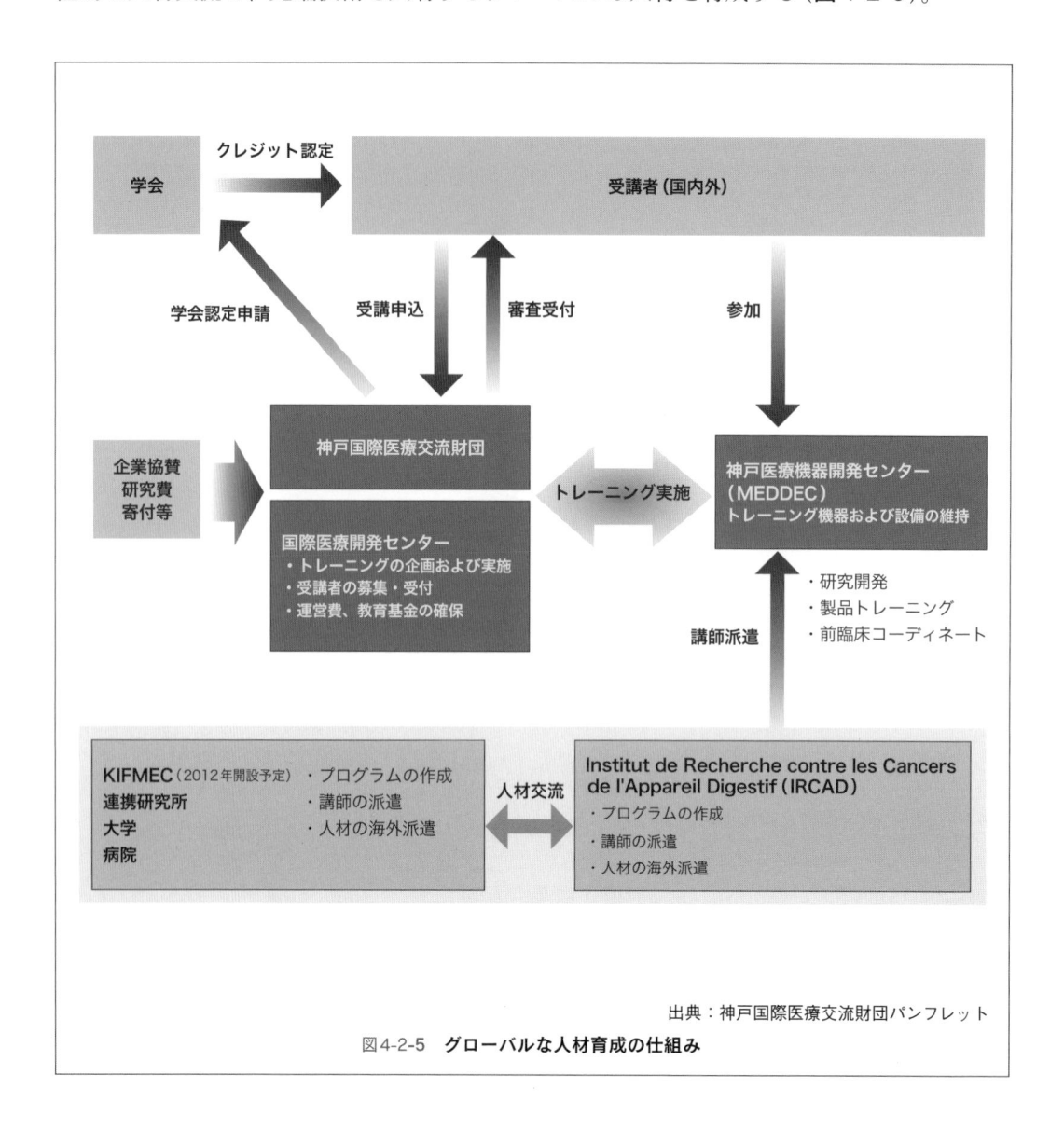

出典：神戸国際医療交流財団パンフレット

図4-2-5　グローバルな人材育成の仕組み

(6) 調査・研究・情報収集

医療現場のニーズを把握し、それを調査・分析。最終的に医療現場への貢献に繋げる（図4-2-6）。

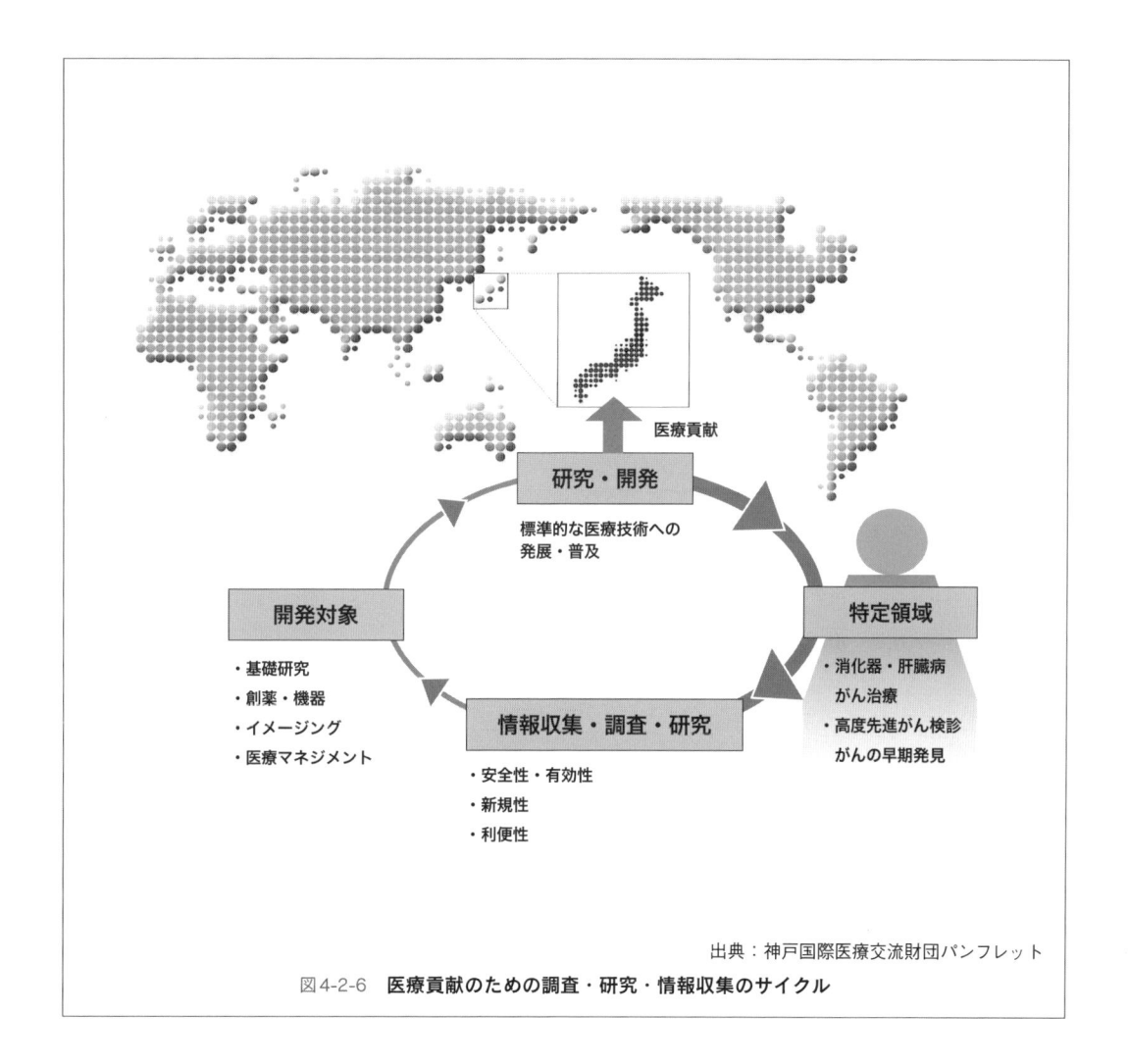

出典：神戸国際医療交流財団パンフレット

図4-2-6　**医療貢献のための調査・研究・情報収集のサイクル**

(7) 医療支援システム開発・普及

　高度先端医療や化学療法など、プロセスが複雑な医療ほど、包括的な安全基準に基づいた医療の実施と質の向上が求められている。そのため以下の3つを目的として医療支援システムを開発する。
　①現医療の可視化・構造化
　②医療の質・安全保障をシステムによって作り込む（EBMの具現化、ヒューマンエラーの低減）
　③電子カルテシステムとアドオンし、データの収集・蓄積・解析など医療現場でPDCA（Plan Do Check Act）サイクルを回し、患者へ臨床知識を還元する（医療の標準化、医療費の低減）

3 神戸国際フロンティアメディカルセンター病院（KIFMEC）

1 選択と集中で「開発型医療」を目指す

(1) 専門領域を限定し、各分野を代表する医師・スタッフを獲得

　神戸国際フロンティアメディカルセンター病院（以下、KIFMEC）は、移植・再生医療、消化器疾患医療の分野でアジアの拠点となることを目指す専門病院で、現時点での最高の医療を行うだけでなく、次世代の医療を担うイノベーションを創出・発信し、常に最先端であり続ける「開発型医療」を実現することを目標としている。

　このような大きな目標に挑むにはある程度の規模が必要だと考えられるが、総合病院ではなく専門病院の道を選んだのは、得意分野に集中することでイノベーション創出に取り組みやすい環境を実現するためだ。

　限定した専門領域で高度な医療に携われる環境を提供することにより各分野の代表的な医師・スタッフを獲得。そのことがさらに高度な医療を実践できる環境を築き、意欲的な医師・スタッフがKIFMECで働きたいと考えるようになるという好循環を起こすためにも、選択と集中は重要だ（図4-3-1）。

(2) ユニット制によるチーム医療の具現化

　KIFMECはユニット制の組織をとり、消化器、移植再生、総合ヘルスケア、高度侵襲および医療情報の5ユニットでスタートする。組織の最大の特徴は、マネジメント（経営管理）スタッフが各ユニットにそれぞれ配属され臨床現場に身を置くことである。つまり各ユニットの責任領域にマネジメントも含まれ、狭義の医療行為だけでなく、患者や家族のアメニティ、健全な病院経営の実現までも包括したチーム医療を実践する。

　医師をはじめとする医療スタッフが自らの専門分野の業務に専念し、その他の業務はすべて管理スタッフに任せきりにしていては、イノベーションが生まれる余地はない。KIFMECでは、患者サービスの向上なども医師の職責であり、逆に医師が医療機器開発などイノベイティブな活動に関わる時間と余力を確保することは各ユニットのマネジメントスタッフの責任である。イノベーションを生む仕組みを予め織り込み、組織文化として醸成するのがKIFMECの考え方だ（図4-3-2）。

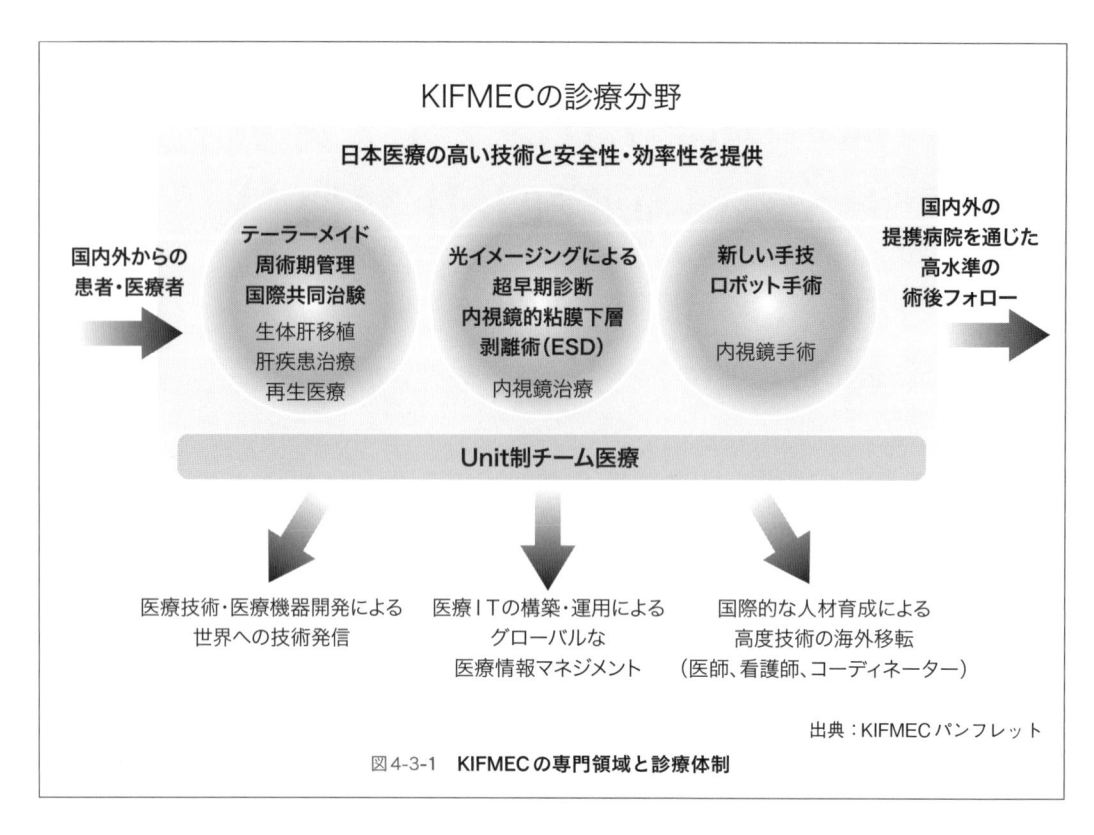

第4章 医工連携をどう進めるか～神戸医療産業都市の試みから～

KIFMECの診療分野

日本医療の高い技術と安全性・効率性を提供

国内外からの患者・医療者 →

- テーラーメイド周術期管理　国際共同治験
  - 生体肝移植
  - 肝疾患治療
  - 再生医療
- 光イメージングによる超早期診断　内視鏡的粘膜下層剥離術（ESD）
  - 内視鏡治療
- 新しい手技　ロボット手術
  - 内視鏡手術

→ 国内外の提携病院を通じた高水準の術後フォロー

Unit制チーム医療

- 医療技術・医療機器開発による世界への技術発信
- 医療ITの構築・運用によるグローバルな医療情報マネジメント
- 国際的な人材育成による高度技術の海外移転（医師、看護師、コーディネーター）

出典：KIFMECパンフレット

図4-3-1　**KIFMECの専門領域と診療体制**

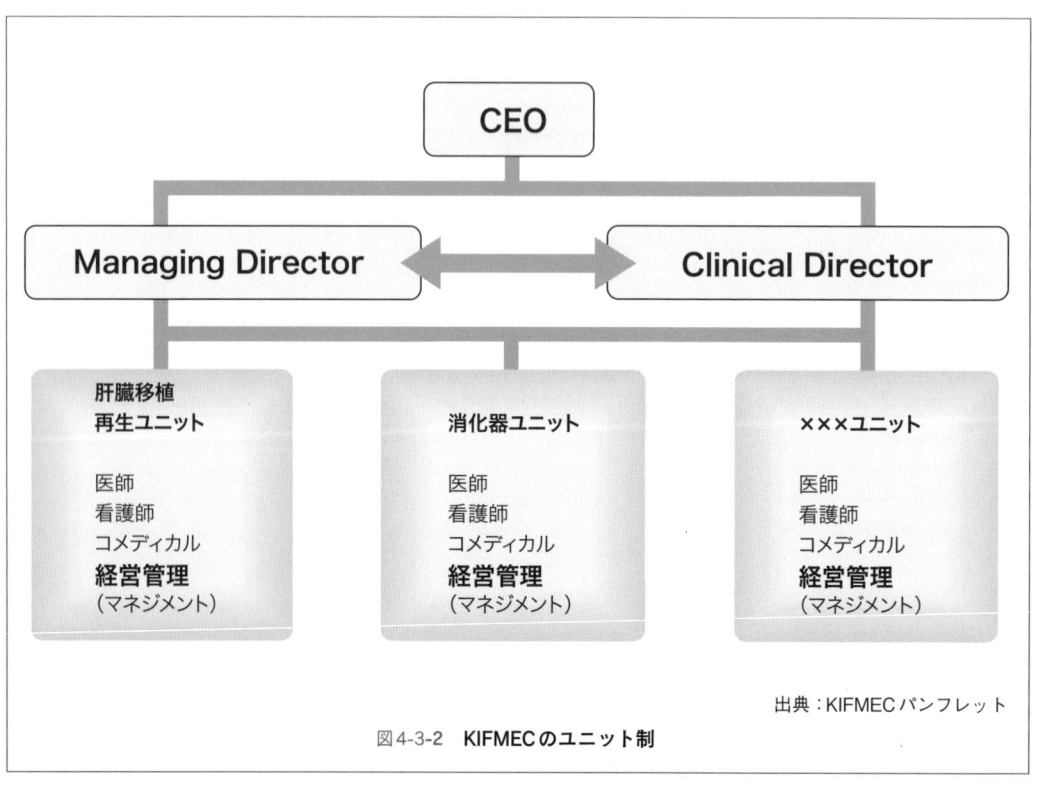

CEO
├─ Managing Director ⇔ Clinical Director

- 肝臓移植再生ユニット
  - 医師
  - 看護師
  - コメディカル
  - **経営管理**（マネジメント）
- 消化器ユニット
  - 医師
  - 看護師
  - コメディカル
  - **経営管理**（マネジメント）
- ×××ユニット
  - 医師
  - 看護師
  - コメディカル
  - **経営管理**（マネジメント）

出典：KIFMECパンフレット

図4-3-2　**KIFMECのユニット制**

(3) 臨床現場に設けられる医工連携の機会

　第1章で、医工連携が円滑に進まない大きな理由として、医師が多忙であり、工学研究者や企業技術者が臨床の現場に入れないことで、緊密な連携が取れないことを挙げた。

　KIFMECでは、医師が医療機器開発に取り組む時間的・精神的な余裕を確保できる体制を目指している。また、クリニカル・メディカル・デバイス・カンファレンスを定期的に開催し、隣接する国際医療開発センターに入居する工学研究者・技術者と直接意見交換を行うほか、医師が国際医療開発センターを訪れて機器開発に参画することを奨励する（図4-3-3）。イノベーションがKIFMECの使命であるため、その取り組みは業績として当然、評価される。

　また、一般的には医療関係者しか入れないエリアに、工学サイドの研究者たちが見学に訪れることができるよう施設空間やセキュリティ面での配慮を行い、手術の様子を中継するなど、臨床現場を身近にリアルに体験する機会を設けていきたい。

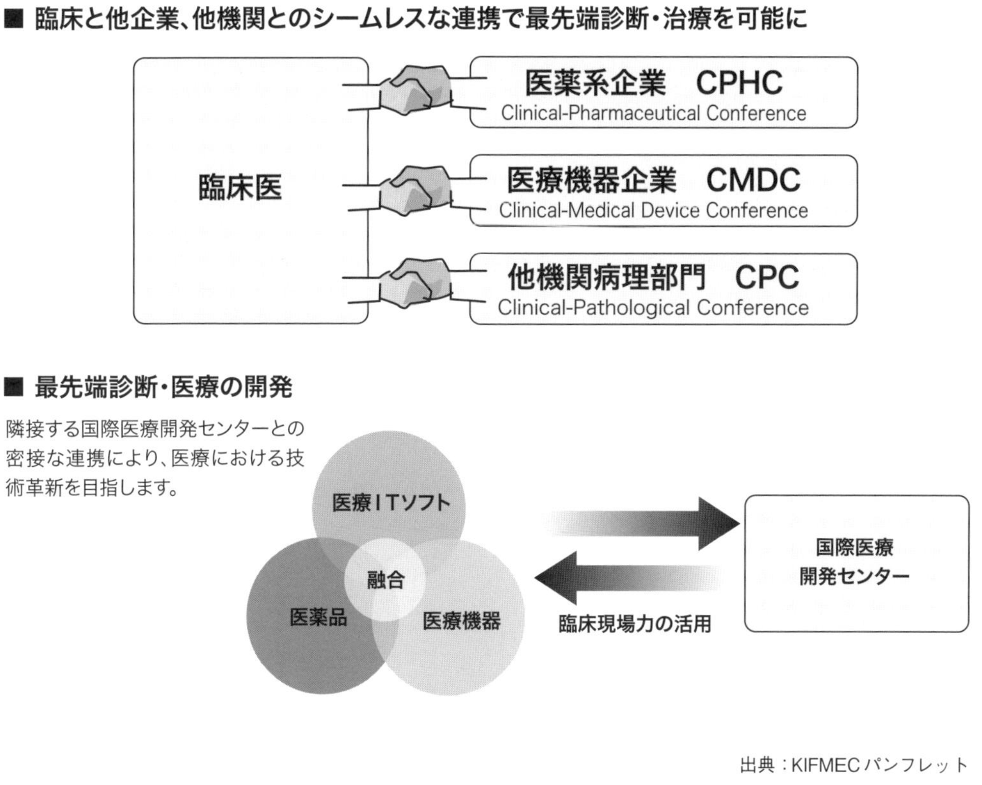

図4-3-3　シームレスな連携による最先端診断・医療の開発

出典：KIFMECパンフレット

第4章　医工連携をどう進めるか～神戸医療産業都市の試みから～

④ 国際医療開発センター

1　人的・物的資源の連携・交流と情報の共有で研究・開発を効率化

(1) 研究フロアはオープンイノベーションの舞台

　KIFMECに先行して整備が進められている国際医療開発センターは、主に医療機器の研究・開発を行う拠点であり、医工連携の主舞台となる。
　施設は円筒形の7階建てで3階はMRI、X線CTを用いたトレーニングや実験を行えるフロア、4～6階は企業などが入居する研究フロアとなる（図4-4-1）。

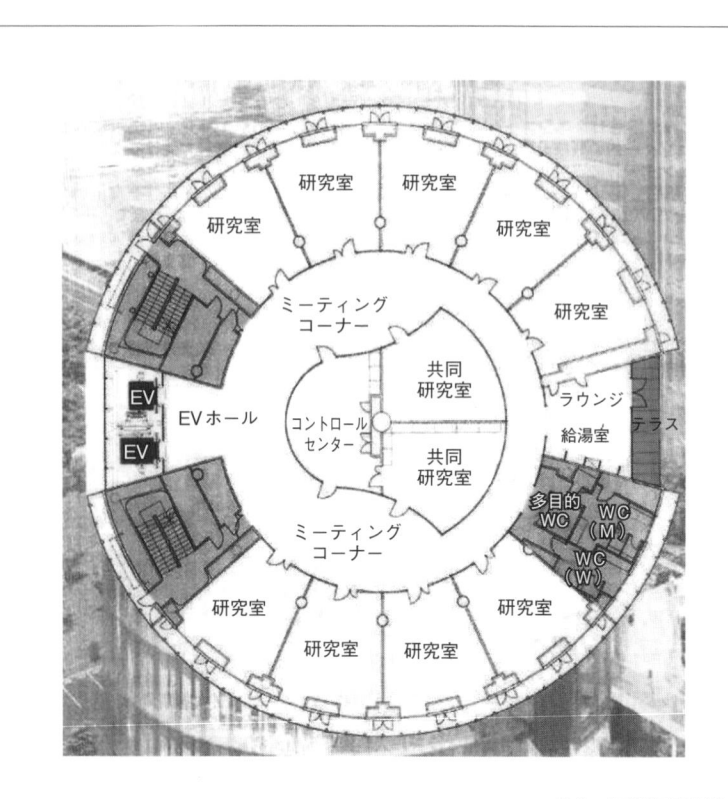

出典：「国際医療開発センターへの誘い」

図4-4-1　**国際医療開発センターの研究フロア**

各研究フロアは、中心にコントロールセンターや共同研究室を設け、その周囲を企業などが入居する研究室が囲むという放射状のレイアウトとした。各室の壁はガラス張りで、入居者同士が互いの研究の進捗をうかがい知ることができる。コントロールセンターには、後述するアドバイザーなどが入居し、共用スペースは通路であると同時にミーティングにも使える空間とする。
　これからの医療機器は一企業での開発は難しく、いくつかの企業が連携して行う必要があり、研究フロアはオープンイノベーションの舞台となることを想定したものだ。

(2) 病院に直結し、臨床現場力を最大限に活用

　国際医療開発センターの最大の特徴であり強みでもあるのは、医療分野におけるイノベーションの創出を目的とする病院(KIFMEC)に隣接し、ブリッジで直結していることだ。
　KIFMECではすべてのスタッフが、イノベーションを実現することを使命としており、医工連携に積極的に取り組むことは、スタッフの業務の一部として位置づけられているため、医師が多忙すぎるために緊密な連携協力ができないという事態は起こらない。連携が難しい状況があれば、それを解消するのが各医療ユニットのマネジメントスタッフの責務でもある。
　国際医療開発センター入居者は、KIFMECで行われるクリニカル・メディカル・デバイス・カンファレンスに参加し、医師たちと直接、意見交換をすることができる。また、臨床現場を見学することにより、現場のニーズを知ることはもちろん、開発の優先順位、臨床的有用性、市場性など開発妥当性(POC)を早期に精査することもできる(図4-4-2)。
　また、医師たちが試作品を実際に使用することで、早い段階で具体的な問題点を明確にすることができるため、実用レベルへの到達が格段にスピードアップすることが期待できる。
　現場ニーズからスタートする開発だけでなく、工学研究者や企業が所有する技術を医療機器に応用できるかどうかの検討・意見聴取も容易だ(図4-4-3)。

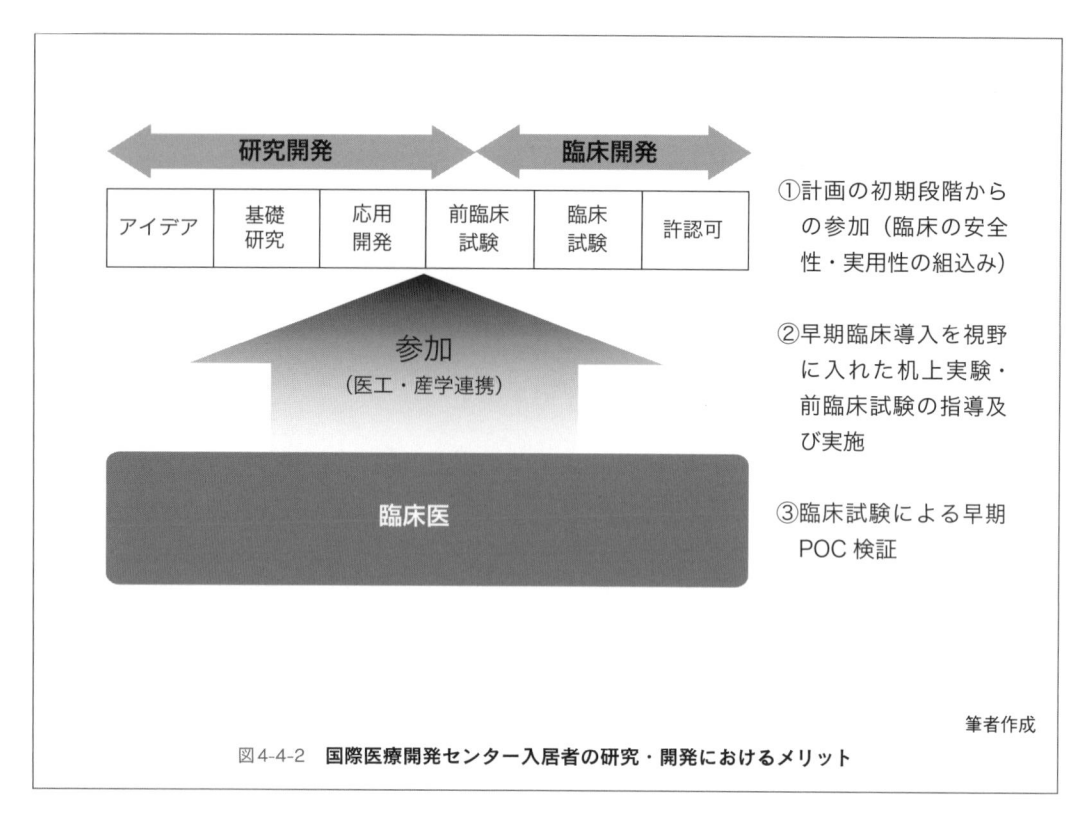

第4章 医工連携をどう進めるか～神戸医療産業都市の試みから～

図4-4-2 国際医療開発センター入居者の研究・開発におけるメリット

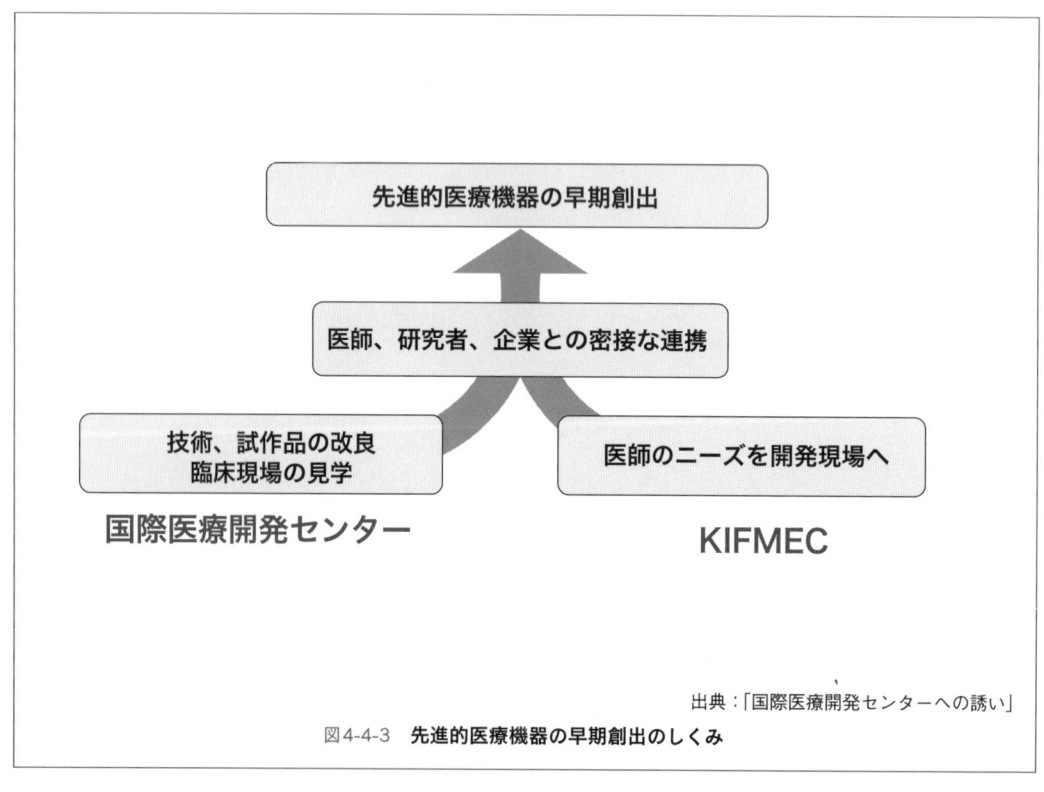

図4-4-3 先進的医療機器の早期創出のしくみ

出典：「国際医療開発センターへの誘い」

(3) 強力なアドバイザー陣

入居者は国際医療開発センターに所属する医療専門家の技術的アドバイスを無料で受けることができる。医療機器開発に取り組む研究者・技術者にとって非常に大きな魅力となる専門家たちで、医学研究者はもちろん、医療ロボット、生体工学・生体材料学、医用システムなど幅広い分野を網羅するアドバイザー陣の顔ぶれは既に公表されている。

また、必要に応じて外部専門家の招聘も無料で行う予定だ。

(4) 各種装置・実験室、サービスの提供

3 T-MRI、X線CT、RFシールド付き電気実験・工作室、理化学実験室、機械工作室などが自由に利用できるのも国際医療開発センター入居者のメリットとなる（一部有料の予定）。

国際医療開発センターはドライラボのみだが、神戸医療機器開発センター（MEDDEC）にはウェットラボが整備されており動物実験も可能だ。

国際医療開発センターは受託臨床試験機関（CRO）の機能を備えているため、入居企業はその設備や技術支援を利用することができる。さらに国際医療開発センター事務局には薬事承認機関出身者、シンクタンク出身者が在籍しており、医療機器承認や市場調査など以下のような案件についての相談も可能である。

●戦略支援
開発薬事、ロードマップ作成、販売ルートなどへのアドバイス
●調査・情報提供
規格基準調査、関係法令調査
セミナー・学会・展示会情報、規制動向などの情報提供
●コネクション
外部専門家の紹介、各種支援サービスの紹介、企業コーディネート（研究開発～設計製造～流通）、プロモーション機会の斡旋
●人材育成の設計コーディネート

(5) 国のバックアップ

国際医療開発センターは第3章で紹介した先端医療開発特区（スーパー特区）に認定されており、医療機器の承認申請について優先的な扱いを受けることができる。

また、国などによる研究公募に対して、国際医療開発センターに所属する研究者との共同提案を行うことができる。さらに採択後はプロジェクトマネジメントの専門家によるマネジメント、経費精算処理などの事務に関するアドバイスを受けることができる。

第4章 医工連携をどう進めるか〜神戸医療産業都市の試みから〜

5 オープンプラットフォームの実現

1 最終出口である市場化まで一気通貫に結ばれた開発の流れを実現

　医工連携の先進国である米国では、アイデアの創出・研究は大学、研究機関、病院、ベンチャー企業が行い、開発は中小企業が担い、大企業が製品化するという効率的な産学連携リレー方式で医療機器を開発している。

　当事業は、KIFMECと国際医療開発センターの連携により、医療機器開発に欠かせない、市場化という出口まで一貫した開発のオープンプラットフォームを実現する（図4-5-1）。

　さらに、我々のプラットフォームの背後には、様々な中核施設を擁する神戸医療産業都市が控えている。その総合力により、第1章で紹介した「ダーウィンの海」を超えて、基礎研究から市場化までが一気通貫に結ばれ、医療機器のCRO（受託臨床試験機関）機能を有した医療機器開発支援のプラットフォームが完成する（図4-5-2）。

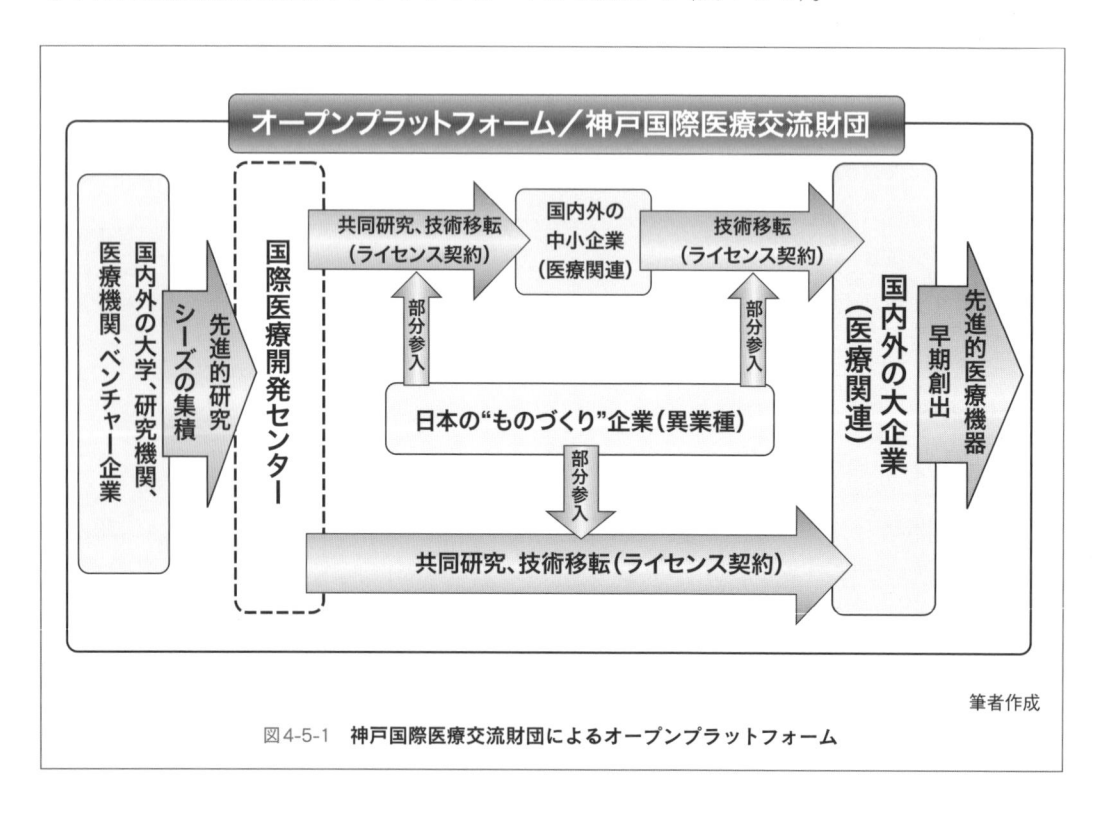

図4-5-1　神戸国際医療交流財団によるオープンプラットフォーム

筆者作成

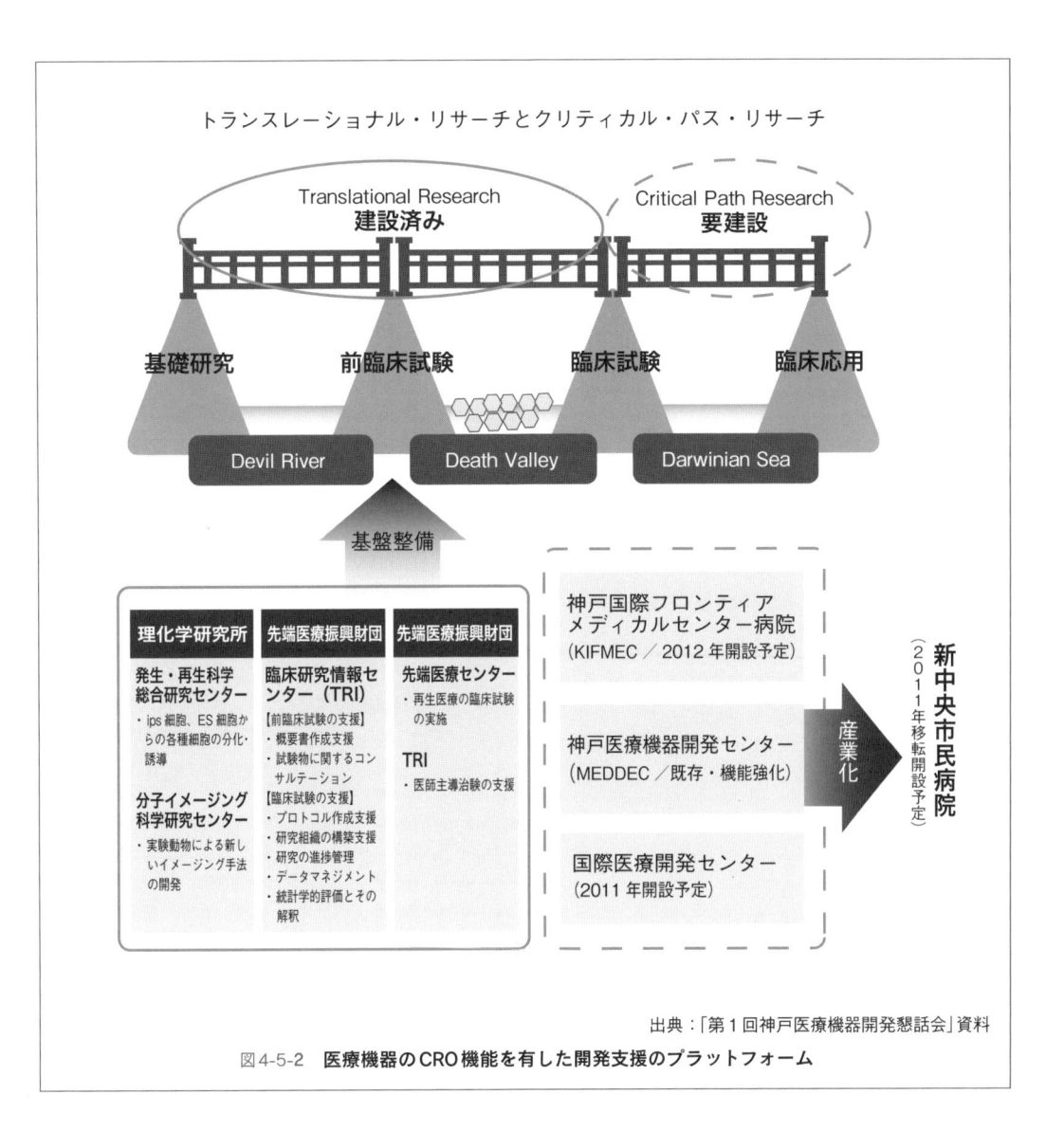

オープンプラットフォームの実現 ⑤

トランスレーショナル・リサーチとクリティカル・パス・リサーチ

Translational Research
建設済み

Critical Path Research
要建設

基礎研究　前臨床試験　臨床試験　臨床応用

Devil River　Death Valley　Darwinian Sea

基盤整備

理化学研究所
発生・再生科学総合研究センター
・ips細胞、ES細胞からの各種細胞の分化・誘導

分子イメージング科学研究センター
・実験動物による新しいイメージング手法の開発

先端医療振興財団
臨床研究情報センター（TRI）
【前臨床試験の支援】
・概要書作成支援
・試験物に関するコンサルテーション
【臨床試験の支援】
・プロトコル作成支援
・研究組織の構築支援
・研究の進捗管理
・データマネジメント
・統計学的評価とその解釈

先端医療振興財団
先端医療センター
・再生医療の臨床試験の実施

TRI
・医師主導治験の支援

神戸国際フロンティアメディカルセンター病院
（KIFMEC／2012年開設予定）

神戸医療機器開発センター
（MEDDEC／既存・機能強化）

国際医療開発センター
（2011年開設予定）

産業化 → 新中央市民病院（2011年移転開設予定）

出典：「第1回神戸医療機器開発懇話会」資料

図4-5-2　医療機器のCRO機能を有した開発支援のプラットフォーム

6 国際医療交流

1　日本の医療の国際化と各国の医療の高度化へ貢献

　この取り組みを推進する財団の名称にも現れているように、当事業は国際医療交流にも力を入れている。

　既に世界各国の医療機関・医療機器メーカーとの連携関係が築かれており、その多くはアジア、アフリカなどの開発途上国で、医師の派遣、患者や医療従事者の受け入れにより、高度な治療の提供と医療従事者の教育研修を行う（図4-6-1）。

　これにより、各国の医療の高度化に貢献すると同時に、日本の医療の国際化、外国人患者の受け入れ促進による産業の活性化を図れるだけでなく、医療機器開発やその他のイノベーションにおいても、国を超えた普遍的なニーズの発掘や、開発された医療機器の技術移転、機器輸出の道が拓かれる。

国際医療交流 ⑥

★ 連携している施設：

- グローバルホスピタル（インド）
- ファッキーンホスピタル（サウジアラビア）
- インターナショナルメディカルセンター（エジプト）
- カイロ大学（エジプト）
- メノフェアー大学（エジプト）
- シンガポールゼネラルホスピタル（シンガポール）
- マウントエリザベスホスピタル（シンガポール）
- ナショナルユニバーシティホスピタル（シンガポール）
- ナショナルメディカルセンター（メキシコ）
- ナショナルチルドレンズホスピタル（コスタリカ）

☆ 今後連携を予定している施設、国：

- 天津第一病院（中国）
- アザリアテクノロジー（インドネシア）
- テオドールビルハルツ研究所（エジプト）
- アレキサンドリア大学（エジプト）
- アシュート大学（エジプト）
- グルジア共和国

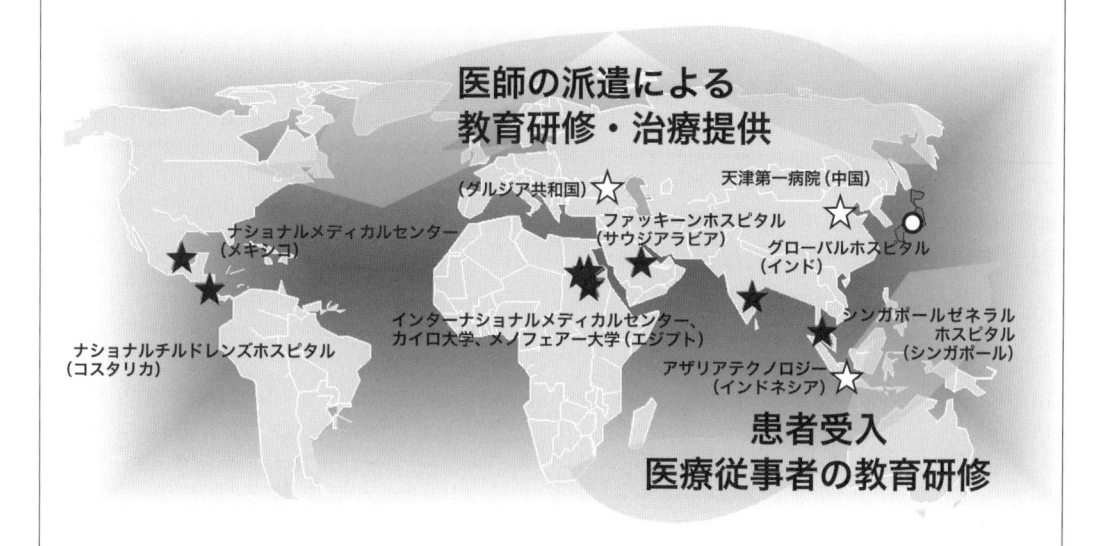

筆者作成

図4-6-1 **これまでの連携構築医療機関（予定機関を含む）**

7 人材の確保と育成

1 戦略的人材育成とトレーニングのための環境整備

(1) イノベーションに前向きな人材の確保

　施設（ハコ）を用意しても、実際にそこで活躍する人たちが、医工連携による医療機器開発をはじめとするイノベーションに積極的でなければ、仏をつくって魂を入れないことになる。医療分野に限らず、これまで数多くつくられた産学連携やインキュベーションのための施設から、期待されたほどのイノベーションが起こっていないのは、どんな人材を集めるかという点に、戦略が欠けていたからかもしれない。

　KIFMECは、高度医療の実践だけでなくイノベーションの創出を重要な使命として打ち出し、組織の形もその促進を企図して設計されている。イノベーションに消極的な人材は、この組織ではやっていけないだろう。

　国際医療開発センターでは入居に必要な費用を、一般のインキュベーション施設より高めに設定している。パソコン1台から起業できるIT分野などとは異なり、医療機器開発は時間もコストもかかる。KIFMECとの連携や、強力なアドバイザー陣を魅力に感じ、他の施設よりも費用が高くても国際医療開発センターを選ぶ、本気の入居者を集めるのが目的だ。

(2) 人材育成にも現場の力を

　医療機器の開発、および製品の普及のためには机上での知識習得から動物実験、臨床研修まで一貫したトレーニングを行える環境が不可欠だ。神戸国際フロンティアメディカルセンター構想では、国際医療開発センターのドライラボ、神戸医療機器開発センター（MEDDEC）のウェットラボ、そしてKIFMECを活用し、さらにKIFMECの医師がトレーニング・プログラムの構築に取り組むことで、より効率的・実践的な人材育成が可能となる（図4-7-1）。

　医療機器開発に関わる人材の育成に関しては、国際医療開発センター入居者などのニーズに即して徐々に充実していくことになるが、いくつかの大学の連携大学院として入居企業や神戸国際医療交流財団が学生を受け入れる構想がある。

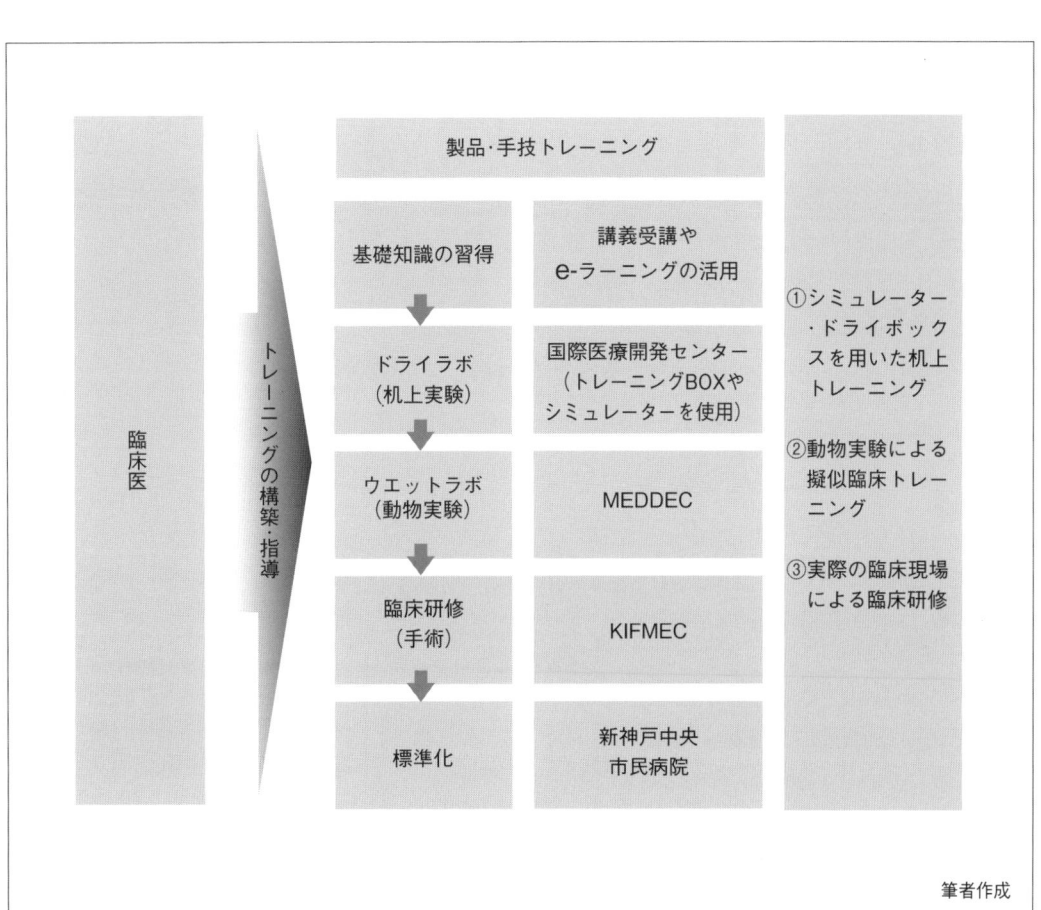

図4-7-1　各施設を連携させたトレーニング環境

(3) 医工連携コーディネーターの育成

　医療機器の開発は基礎的な調査研究段階から薬事法の知識が欠かせない。素材の選択から開発プロセスの設計に至るまで、将来の承認申請を考慮しておかなければ、審査に時間がかかったり、実験や開発のやり直しが必要になる可能性があるからだ。しかし、今、薬事法の知識を持つ産学連携コーディネーターはほとんどいないのが現状だ。そのため、神戸国際医療交流財団に所属する薬事承認機関出身者が中心となり、産学連携コーディネーターに対し薬事法に関するセミナーなどを行う。将来は医療機器分野におけるコーディネーターの認定資格を設けることも考えたい。

(4) 国際的な人材の育成

　本構想の強みは、人材育成を緊密な国際連携のなかで行えること。海外ではITを活用した教育プログラムが充実しており、フランスのIRCAD（消化器がん研究所）、ドイツのMeVis社などの教育・研修プログラムを神戸にいながらにして活用できることが、KIFMECや国際医療開発センターで働くことの大きなメリットとなるはずだ（図4-7-2）。

　また、海外からの研修も積極的に受け入れ、高度医療および医療機器開発に関わる優れた人材を輩出するアジアの拠点となることを目指している。

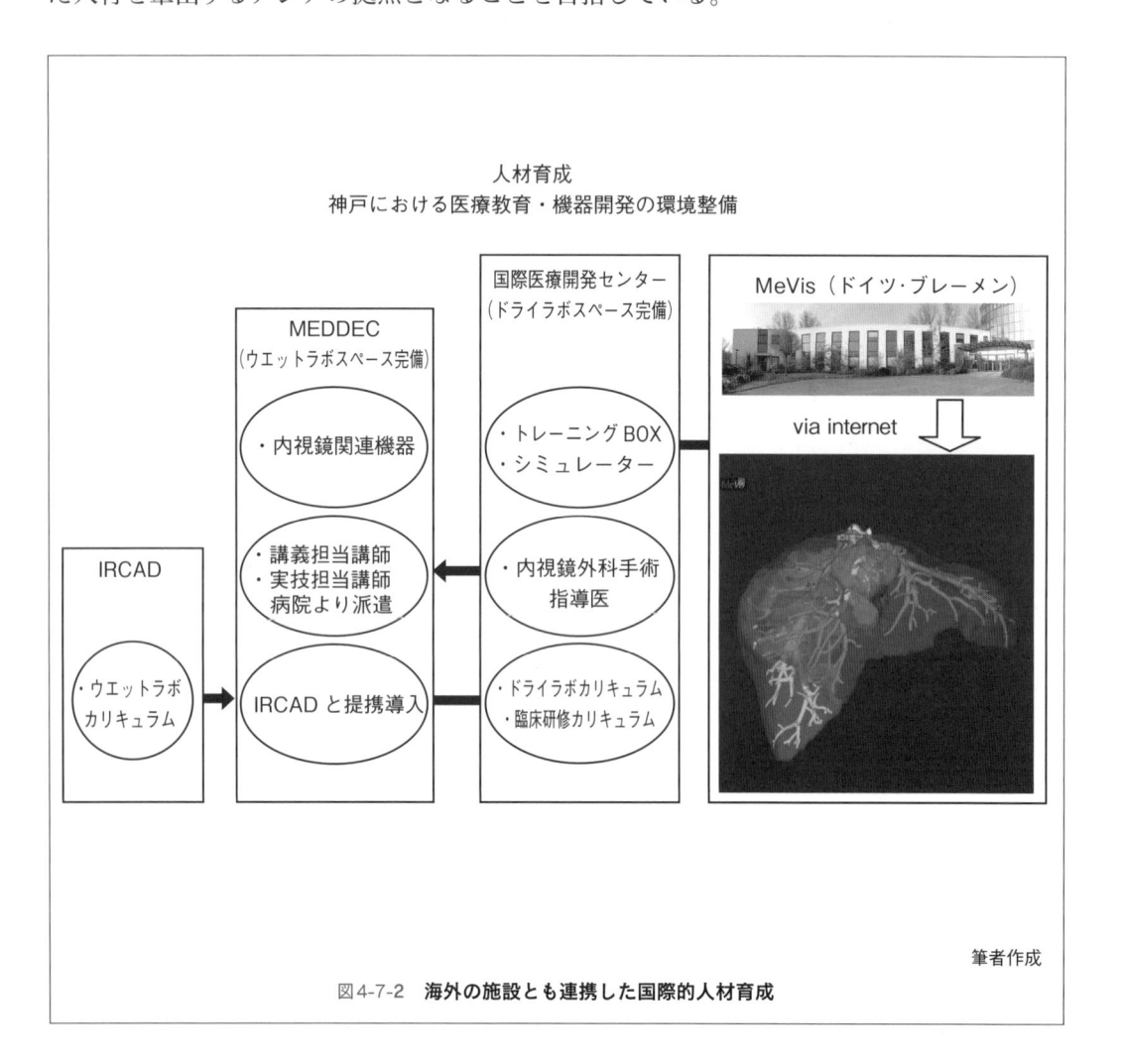

図4-7-2　海外の施設とも連携した国際的人材育成

8 資金調達と情報の収集・分析・発信

1 開発の成否を決める資金調達力と情報力

　医療機器は製品化まで、つまり利益が出るようになるまで長い時間がかかるため、開発資金の調達は非常に重要である。技術力・発想力がいかに優れていても、資金が続かなければ、その成果を世に出すことはできないのだ。

(1) 競争的資金

　競争的資金とは、政府の科学技術基本計画において「資源配分主体が広く研究開発課題等を募り、提案された課題のなかから、専門家を含む複数の者による科学的・技術的な観点を中心とした評価に基づいて実施すべき課題を採択し、研究者等に配分する研究開発資金」と定義されるもので、内閣府、文部科学省、厚生労働省、農林水産省、経済産業省、国土交通省、環境省がそれぞれ複数の制度を設けている。

　申請や獲得後の事務・会計処理は、ベンチャーや中小企業にとって難しい作業になることが多く、神戸国際医療交流財団が中心となって、アドバイスや代行サービスなどを提供していきたい。

(2) 民間投資

　米国など医工連携先進国では、大手医療機器メーカーやベンチャーキャピタルが、大学や病院、ベンチャー、中小企業に対して資金援助や投資を行うことで、医療機器の開発が活発に行われている。これは当然、投資が利益を生むと期待しているからだ。

　医療機器と同様に薬事法の制限を受ける製薬分野では、国際的な企業再編の波を乗り越えるため、大手メーカーが創薬ベンチャーを支援することで新薬を世に出すという開発の連携リレーが機能し始めている。医療機器分野でも製薬分野に倣い、早急にこのリレーを実現すべきだ。

　ベンチャーキャピタルなどの民間投資も、残念ながら現在は医療機器分野に積極的とは言えない。国際医療開発センター入居企業などで開発が進んだ暁には、政府系投資機関である日本政策投資銀行や株式会社産業革新機構などからの資金調達のサポートにも取り組んでいきたい。

神戸から一刻も早く成功例を出すことで、民間企業からの援助や投資の流れを呼び寄せたいと考えている。

(3) 情報の収集・分析・発信

資金調達を容易にするためには、開発および認可が迅速に進み、投資や支援のリターンが得られる時期が読めることが重要だ。

そのために必要なのは、情報の収集・分析・発信機能の強化である。第1章で詳しく述べたように、日本では現在、医療現場のニーズも、工学サイドのシーズもそれぞれが「点」の状態で散在しており、ネットワーク化する仕組みが非常に弱い。

早期の製品化が期待できるニーズやシーズ、知識や技術を持つ研究者・技術者の所在、患者のニーズや市場規模などに関する情報を集め、分析し、発信する機関が必要だ。開発の妥当性の実証（POC）を得るためにも確かな情報が欠かせない。また、貴重な人的資源、資金、時間を無駄にしないためには、他社で進行する開発プロジェクトについて知ることができるネットワークも必要となるだろう。

これは、国家を挙げて戦略的に取り組むべき課題であるが、神戸からその必要性を強く、継続的に主張していきたいと考えている。

資金調達と情報の収集・分析・発信 ⑧／神戸国際フロンティアメディカルセンター構想の将来像 ⑨

⑨ 神戸国際フロンティアメディカルセンター構想の将来像

1 世界トップクラスのメディカルクラスターへ

　最後に、神戸のメディカルクラスターの将来イメージを紹介しておきたい。
　2007（平成19）年に産学官で組織された神戸健康科学振興会議で、神戸地域の10年後20年後のグランドデザインが描かれた。すでに、ポートアイランドにおいて先端医療技術の研究開発拠点を整備し、医療関連産業の集積を促進する取り組みが始まっている。
　このグランドデザインでは、2011（平成23）年に新築移転する神戸市立医療センター中央市民病院を中核として、その周りに高度医療専門分野に特化した医療機関と臨床医を集積・連携（メディカルクラスター）させることにより、市民をはじめとする国内外の患者に対して最先端医療サービスの提供を目指している。
　移植・消化器系疾患の分野で世界最先端の高度医療を提供するKIFMECのほかに、いくつかの高度専門病院が設立され、国内外から日本のすぐれた医療を必要とする患者が訪れる拠点となっている。神戸医療産業都市内に移転する中央市民病院も高度医療施設との連携や人材交流によって、神戸市民に優れた医療を提供できるようになる。
　医療機器開発をはじめ医療のイノベーションに関わるベンチャーや中小企業、サポート産業も集積する。このような集積と国際医療交流によって、大きな経済効果と雇用の創出が生まれ、医療機器開発をはじめ医療のイノベーションに取り組む人材が育ち、研究開発に再投資する資金がもたらされる。
　国内外の研究機関・大学、他のクラスターとの情報交換や連携が活発に行われ、また官民の資金援助や投資が集まるようになるだろう。米国のミネソタの例で見たような、世界トップクラスのメディカルクラスターを神戸に築き上げるのが目標だ（図4-9-1）。

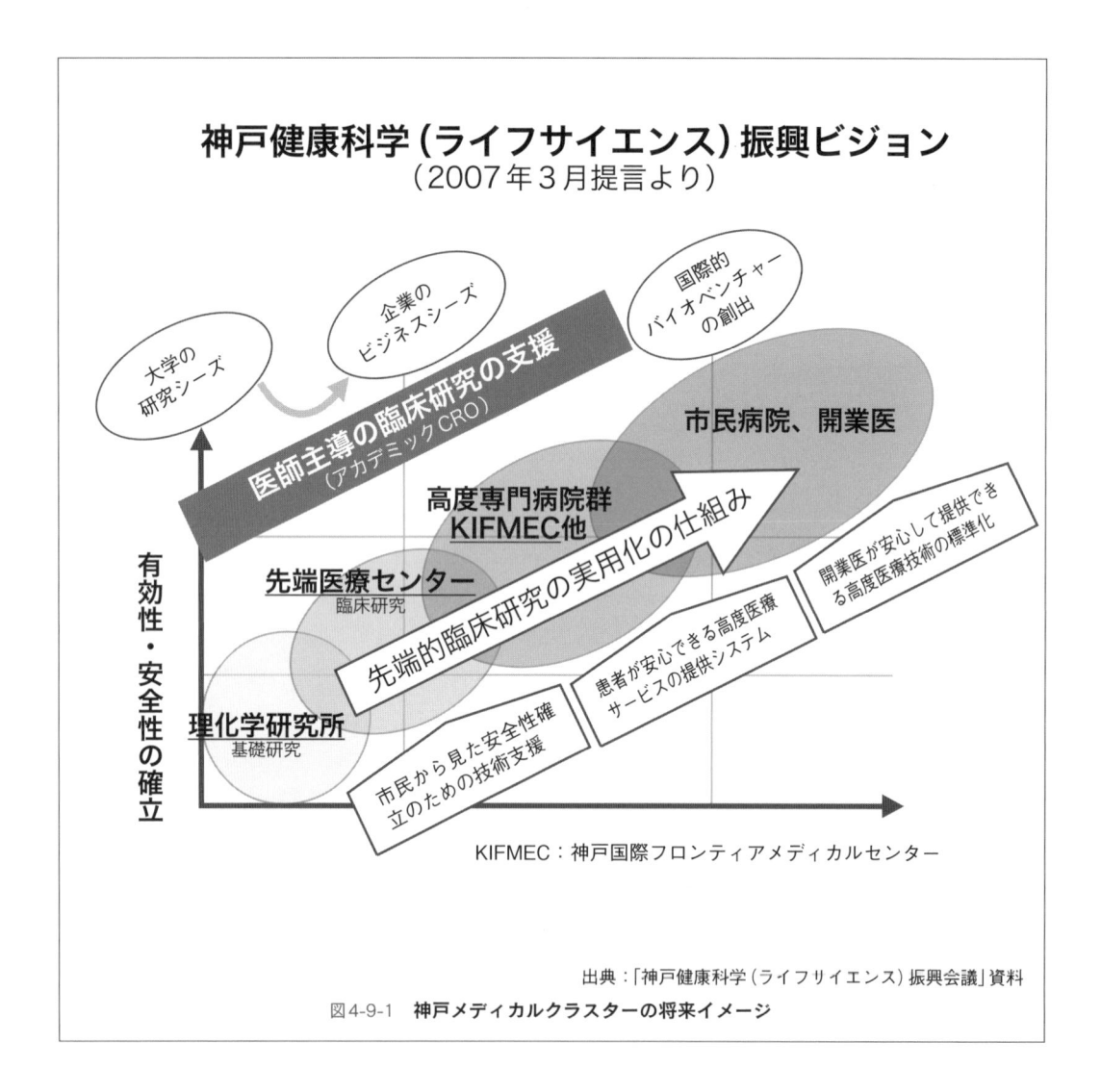

第4章 医工連携をどう進めるか～神戸医療産業都市の試みから～

神戸健康科学(ライフサイエンス)振興ビジョン
(2007年3月提言より)

縦軸：有効性・安全性の確立

- 大学の研究シーズ
- 企業のビジネスシーズ
- 国際的バイオベンチャーの創出
- 理化学研究所（基礎研究）
- 先端医療センター（臨床研究）
- 高度専門病院群 KIFMEC他
- 市民病院、開業医

- 医師主導の臨床研究の支援（アカデミックCRO）
- 先端的臨床研究の実用化の仕組み
- 市民から見た安全性確立のための技術支援
- 患者が安心できる高度医療サービスの提供システム
- 開業医が安心して提供できる高度医療技術の標準化

KIFMEC：神戸国際フロンティアメディカルセンター

出典：「神戸健康科学(ライフサイエンス)振興会議」資料

図4-9-1　神戸メディカルクラスターの将来イメージ

おわりに

～医工連携のあるべき未来～

　医工連携を円滑に効率的に進めるために必要な仕組みとして、私たちが進める神戸国際フロンティアメディカルセンター構想について紹介してきた。しかし、神戸だけでなく国家を挙げて取り組むべき課題も数多くある。
　第4章の終盤で述べた人材育成、資金調達、情報収集と発信などは、全国レベルで産官学が協力した取り組みが必要だ。
　たとえば、大学への医療機器を専門とする学科の設置。医療機器の開発には電気や機械、IT、医学のほかに、生体親和性のある材料などの知識、さらに薬事法や治験などについての知識も必要であり、医学部、工学部の枠を超えた専門教育が必要だ。医療機器メーカーだけでなく、部品や素材メーカー、薬事承認機関など専門学科を出た人材を必要とする職場は多いはずだ。

　医師の忙しさを解消し、医療機器開発に取り組む時間的・精神的余裕を生むには、病院の経営そのものを変革する必要がある。医療費の削減を目指す現在の状況で、この問題を解決するのは非常に難しいことだろう。国の医療行政を根本から見直さなければならない。

　マスコミや世論の変化も必要だ。異分野から医療機器分野への参入を躊躇する理由としてPL法（製造物責任法）の存在を挙げたが、企業は訴訟リスクだけでなく、報道や世論によるイメージダウン、さらには風評被害を強く恐れている。先端の医療機器への開発が多くの命を救う価値のある挑戦であるという世論が強くなれば、企業の参入意欲も変化するだろう。

　現在、医療機器開発に関わっている医師、研究者、技術者、そして企業の経営陣が意識を変えることも重要だ。
　本テキストの前半で長々と述べたように、日本における医療機器開発には様々なハードルが存在し、ハードルが高いから挑戦しない、挑戦しないからハードルが放置されているという負のスパイラルに陥っている。
　この負のスパイラルを誰かが断ち切ってくれるのを待っていては何も変わらない。薬事法に問題がある、承認機関の対応が遅い、保険医療制度が悪い、と言うだけでは、問題は

解決しないのだ。

　必ず製品化まで到達するという強い意志と同時に、綿密に情報を収集し、冷静に戦略を立てて取り組む姿勢が大切だ。人の命や健康に関わることだからと感情や熱意だけで開発をスタートしても、それが製品に至らなければ、1人の患者も救うことはできない。

　神戸の取り組みは、負のスパイラルを断ち切り、逆方向に回そうというものだ。幸いなことに、医工連携、医療機器産業の促進が国家的な重要課題と認識され、全国各地で同様の取り組みが進んでいる。国内外のメディカルクラスター、大学や研究機関、企業と連携して、この試みを必ず成功に導きたいと思っている。

田中　紘一

編著者紹介

田中　紘一（たなか・こういち）

1942年生まれ、大分県出身。京都大学医学部卒業後、同大医学研究科移植免疫学講座教授、同大医学部附属病院長を経て、2004年に先端医療センター長就任。2009年より公益財団法人神戸国際医療交流財団理事長（現職）。先端医療の推進、橋渡し研究の実現に邁進する傍ら、国内外で移植医療の実践と教育にも尽力し、およそ10カ国にて医療協力を実施。これまで2,000件以上の生体肝移植を手がける。日本移植学会理事長、国際移植学会評議員等を歴任。2000年に上原賞、2001年に武田医学賞、大分合同新聞社特別賞、2002年に慶応医学賞、日本医師会賞を受賞。

執筆者紹介

松岡　雄一郎（まつおか・ゆういちろう）

2001年、佐賀大学大学院工学系研究科修了。京都大学大学院医学研究科リサーチ・アソシエイト、財団法人先端医療振興財団映像医療研究部研究員を経て、神戸大学大学院医学系研究科学術推進研究員（特務准教授）。現在、公益財団法人神戸国際医療交流財団研究員。主にInterventional MRIの研究開発に従事。

大野　進司（おおの・しんじ）

1988年、九州大学大学院総合理工学研究科卒業。株式会社三菱総合研究所に入社し、1996年4月より科学技術庁（現・文部科学省）に出向、1998年10月に帰任。2007年4月より主席研究員。2010年10月より公益財団法人神戸国際医療交流財団開発企画部長。

山田　貴子（やまだ・たかこ）

2001年、東京医科歯科大学医学部医学科卒業、同年、京都大学移植外科入局。2008年3月、京都大学医学部医学科博士課程修了、博士号取得。島根県立中央病院、京都大学医学部付属病院、神戸市立医療センター中央市民病院などで臨床に従事。2008年よりドイツ・韓国へ臨床留学。現在、先端医療振興財団にて、肝移植術後管理の質向上・安全管理を行うシステムの開発・研究を行っている。臨床では、シンガポール・エジプトの肝移植手術および術後管理をサポートしている。

足立　峻吾（あだち・しゅんご）

1982年生まれ、京都府出身。京都大学大学院医学研究科医療経済学分野修了。内資製薬企業勤務を経て、現在、公益財団法人神戸国際医療交流財団研究員兼神戸国際フロンティアメディカルセン

ター（KIFMEC）設立推進室所属。主な研究領域は、国際医療交流、医療経営、医療政策。

執筆・編集協力

横川　紀子（よこがわ・のりこ）

1986年、大阪教育大学教育学部理学科卒業。システムエンジニア、シンクタンク研究員を経て2003年からフリーライター。医療関連雑誌のほか、大手企業の社内報や顧客向け機関誌などで製造業を中心とした企業紹介、地域経済・先端産業に関する記事を企画・執筆。

『医療経営士テキストシリーズ』　総監修

川渕　孝一（かわぶち・こういち）

1959年生まれ。1983年、一橋大学商学部卒業後、民間病院を経て、1986年、シカゴ大学経営大学院でMBA取得。国立医療・病院管理研究所、国立社会保障・人口問題研究所勤務、日本福祉大学経済学部教授、日医総研主席研究員、経済産業研究所ファカルティ・フェローなどを経て、現在、東京医科歯科大学大学院教授。主な研究テーマは医療経営、医療経済、医療政策など。『第五次医療法改正のポイントと対応戦略60』『病院の品格』（いずれも日本医療企画）、『医療再生は可能か』（筑摩書房）、『医療改革〜痛みを感じない制度設計を〜』（東洋経済新報社）など著書多数。

REPORT

REPORT

医療経営士●上級テキスト4

医工連携──最新動向と将来展望

2011年2月13日 初版第1刷発行

編　　　著	田中　紘一
発　行　人	林　　諄
発　行　所	株式会社 日本医療企画

　　　　〒101-0033　東京都千代田区神田岩本町4-14　神田平成ビル
　　　　TEL 03-3256-2861（代）　http://www.jmp.co.jp
　　　　「医療経営士」専用ページ　http://www.jmp.co.jp/mm/

印　刷　所	図書印刷 株式会社

Ⓒ KOICHI TANAKA 2011,Printed in Japan
ISBN978-4-89041-931-9 C3034　　　定価は表紙に表示しています
※本書の全部または一部の複写・複製・転訳載等の一切を禁じます。これらの許諾については小社までご照会ください。

『医療経営士テキストシリーズ』全40巻

■ 初　級・全8巻
- （1）医療経営史──医療の起源から巨大病院の出現まで
- （2）日本の医療行政と地域医療──政策、制度の歴史と基礎知識
- （3）日本の医療関連法規──その歴史と基礎知識
- （4）病院の仕組み／各種団体、学会の成り立ち──内部構造と外部環境の基礎知識
- （5）診療科目の歴史と医療技術の進歩──医療の細分化による専門医の誕生
- （6）日本の医療関連サービス──病院を取り巻く医療産業の状況
- （7）患者と医療サービス──患者視点の医療とは
- （8）生命倫理／医療倫理──医療人としての基礎知識

■ 中　級[一般講座]・全10巻
- （1）医療経営概論──病院の経営に必要な基本要素とは
- （2）経営理念・ビジョン／経営戦略──経営戦略実行のための基本知識
- （3）医療マーケティングと地域医療──患者を顧客としてとらえられるか
- （4）医療ITシステム──診療・経営のための情報活用戦略と実践事例
- （5）組織管理／組織改革──改革こそが経営だ！
- （6）人的資源管理──ヒトは経営の根幹
- （7）事務管理／物品管理──コスト意識を持っているか？
- （8）財務会計／資金調達（1）財務会計
- （9）財務会計／資金調達（2）資金調達
- （10）医療法務／医療の安全管理──訴訟になる前に知っておくべきこと

■ 中　級[専門講座]・全9巻
- （1）診療報酬制度と請求事務──医療収益の実際
- （2）広報・広告／ブランディング──集患力をアップさせるために
- （3）部門別管理──目標管理制度の導入と実践
- （4）医療・介護の連携──これからの病院経営のスタイルは複合型
- （5）経営手法の進化と多様化──課題・問題解決力を身につけよう
- （6）創造するリーダーシップとチーム医療──医療イノベーションの創発
- （7）業務改革──病院活性化のための効果的手法
- （8）チーム力と現場力──"病院風土"をいかに変えるか
- （9）医療サービスの多様化と実践──患者は何を求めているのか

■ 上　級・全13巻
- （1）病院経営戦略論──経営手法の多様化と戦略実行にあたって
- （2）バランスト・スコアカード──その理論と実践
- （3）クリニカルパス／地域医療連携──医療資源の有効活用による医療の質向上と効率化
- （4）医工連携──最新動向と将来展望
- （5）医療ガバナンス──医療機関のガバナンス構築を目指して
- （6）医療品質経営──患者中心医療の意義と方法論
- （7）医療情報セキュリティマネジメントシステム（ISMS）
- （8）医療事故とクライシス・マネジメント──基本概念の理解から危機的状況の打開まで
- （9）DPCによる戦略的病院経営──急性期病院に求められるDPC活用術
- （10）経営形態──その種類と選択術
- （11）医療コミュニケーション──医療従事者と患者の信頼関係構築
- （12）保険外診療／附帯業務──自由診療と医療関連ビジネス
- （13）介護経営──介護事業成功への道しるべ

※タイトル等は一部予告なく変更する可能性がございます。